É fácil se sentir perdido no mundo do câncer

AF887841

Deixe que as NCCN Guidelines for Patients® sejam seu guia

- ✓ Guias passo a passo sobre as opções de tratamento para o câncer têm maiores chances de oferecer melhores resultados
- ✓ Baseadas nas diretrizes de tratamento usadas por profissionais de saúde de todo o mundo
- ✓ Criadas para ajudá-lo a discutir o tratamento do câncer com seus médicos

National Comprehensive Cancer Network®

As NCCN Guidelines for Patients® são desenvolvidas pela National Comprehensive Cancer Network® (NCCN®)

NCCN

- Uma aliança entre os principais centros de câncer nos Estados Unidos dedicada ao cuidado do paciente, pesquisa e educação

Centros de câncer que fazem parte da NCCN: NCCN.org/cancercenters

NCCN Clinical Practice Guidelines in Oncology (NCCN Guidelines®)

- Desenvolvida por médicos dos centros de câncer da NCCN usando as pesquisas mais recentes e anos de experiência
- Para profissionais de tratamento do câncer de todo o mundo
- Recomendações de especialistas para rastreio de câncer, diagnóstico e tratamento

Disponível gratuitamente on-line em NCCN.org/guidelines

NCCN Guidelines for Patients

- Apresenta informações das NCCN Guidelines em um formato de fácil aprendizagem
- Para pessoas com câncer e aqueles que as apoiam
- A explicação das opções de tratamento para o câncer tem maiores chances de oferecer melhores resultados

Disponível gratuitamente on-line em NCCN.org/patientguidelines

As NCCN Guidelines for Patients são baseadas nas NCCN Guidelines® for Colorectal Cancer Screening, Versão 2.2021 – 13 de abril de 2021.

A **NCCN Foundation** busca apoiar milhões de pacientes e suas famílias, afetados por um diagnóstico de câncer pelo financiamento e distribuição das NCCN Guidelines for Patients. A NCCN Foundation também está comprometida com o avanço do tratamento do câncer através do financiamento de médicos promissores do país no centro de inovação em pesquisa sobre o câncer. Para obter mais informações e a biblioteca completa de recursos para o paciente e cuidadores, visite NCCN.org/patients.

National Comprehensive Cancer Network (NCCN) / NCCN Foundation
3025 Chemical Road, Suite 100
Plymouth Meeting, PA 19462
215.690.0300

As NCCN Guidelines for Patients têm o apoio e o financiamento da NCCN Foundation®

Para fazer uma doação ou saber mais, acesse NCCNFoundation.org/donate
ou envie um e-mail para PatientGuidelines@NCCN.org.

Com apoio do Fight Colorectal Cancer

Nós lutamos para curar o câncer colorretal e sermos defensores incansáveis da esperança para todos afetados por essa doença por meio do apoio informado ao paciente, mudanças políticas de impacto e esforços inovadores de pesquisa. Como organização dedicada a ajudar a comunidade a encontrar recursos confiáveis para tomar decisões informadas com relação à saúde, temos o orgulho de apoiar este recurso abrangente. Fightcolorectalcancer.org

Com o apoio generoso de:

Kristina Gregory
Lois e Donald Howland
John Kisiel
Wui-Jin Koh
Elizabeth e Brian Rizor
Marianne e Gary Weyhmuller

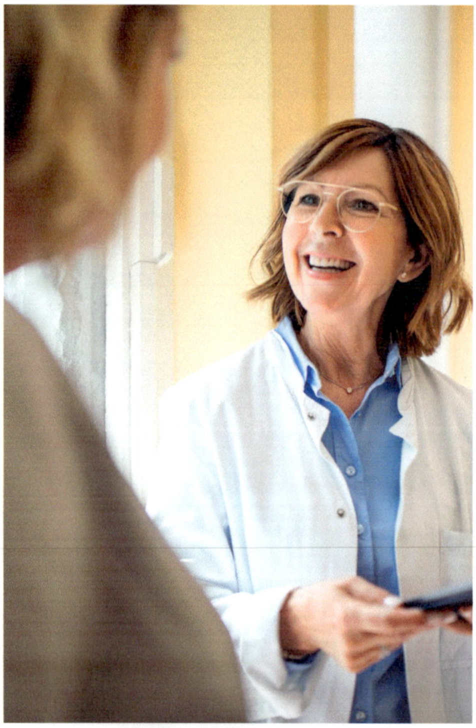
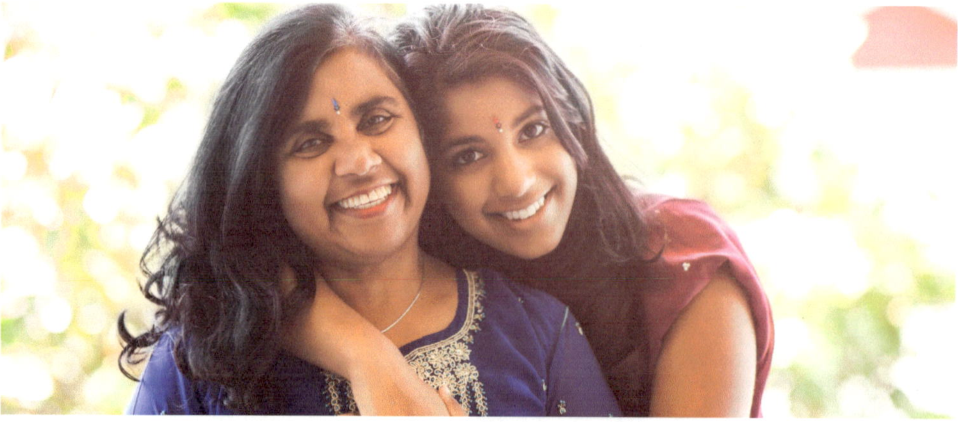
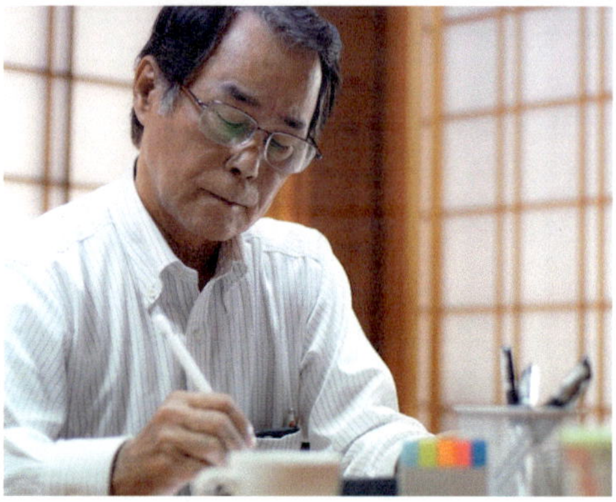
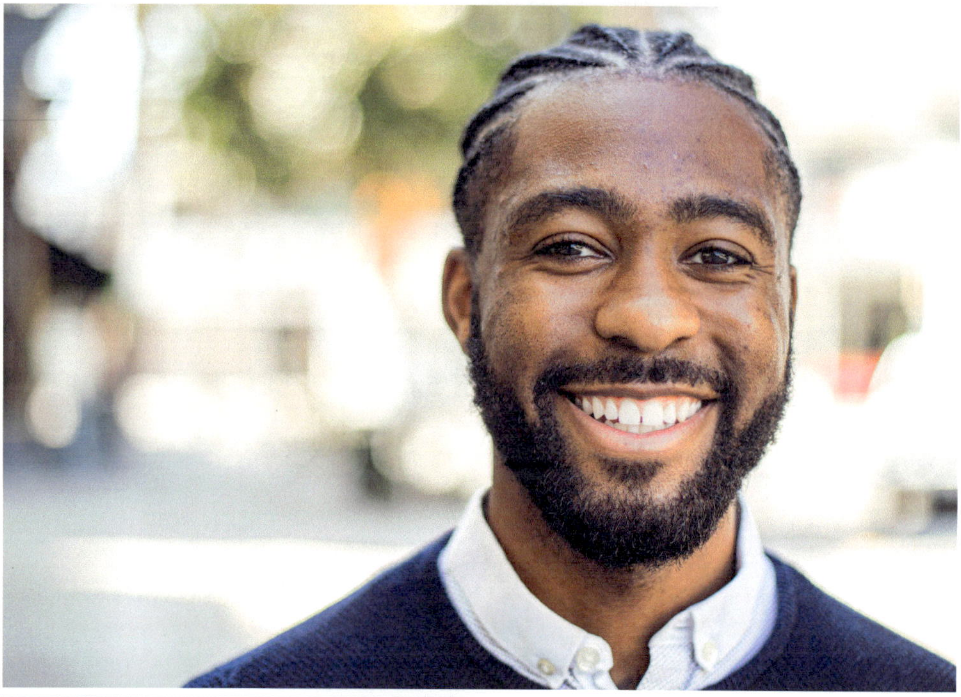
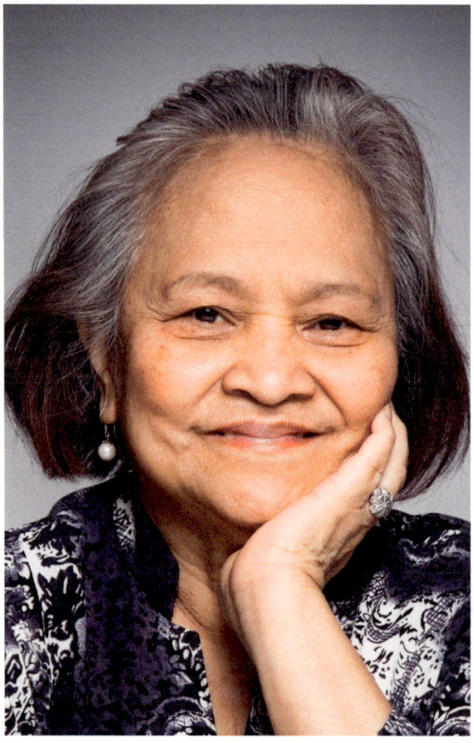
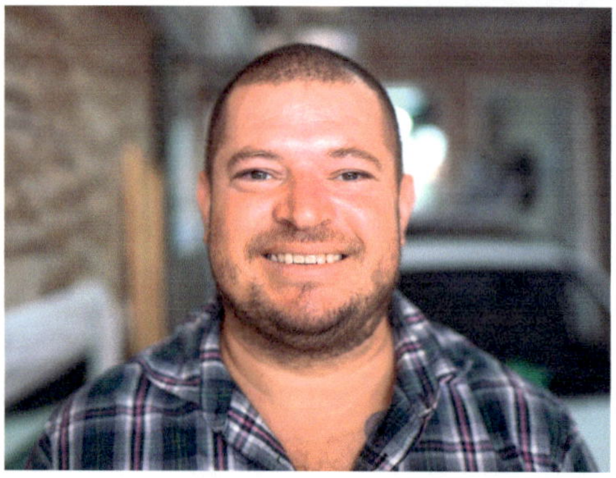
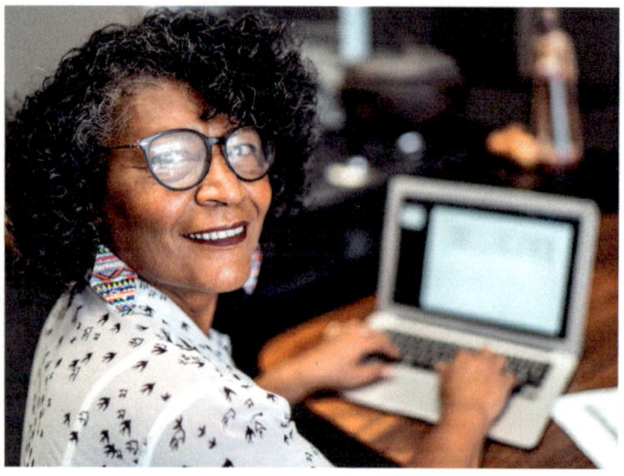
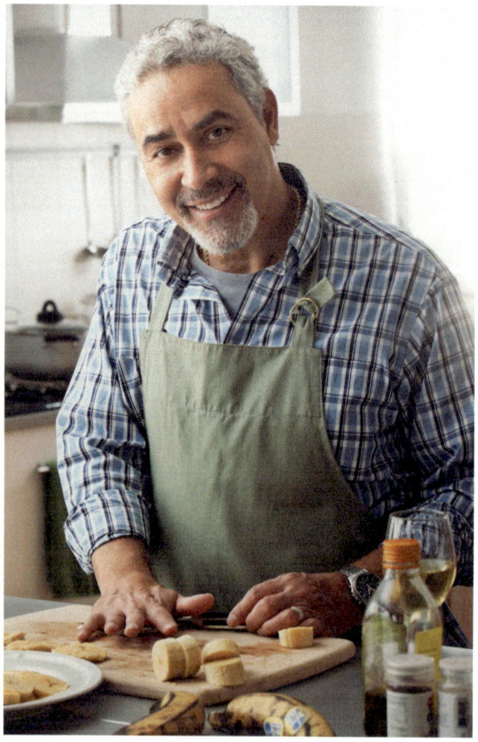

Índice

1

O rastreio do câncer salva vidas

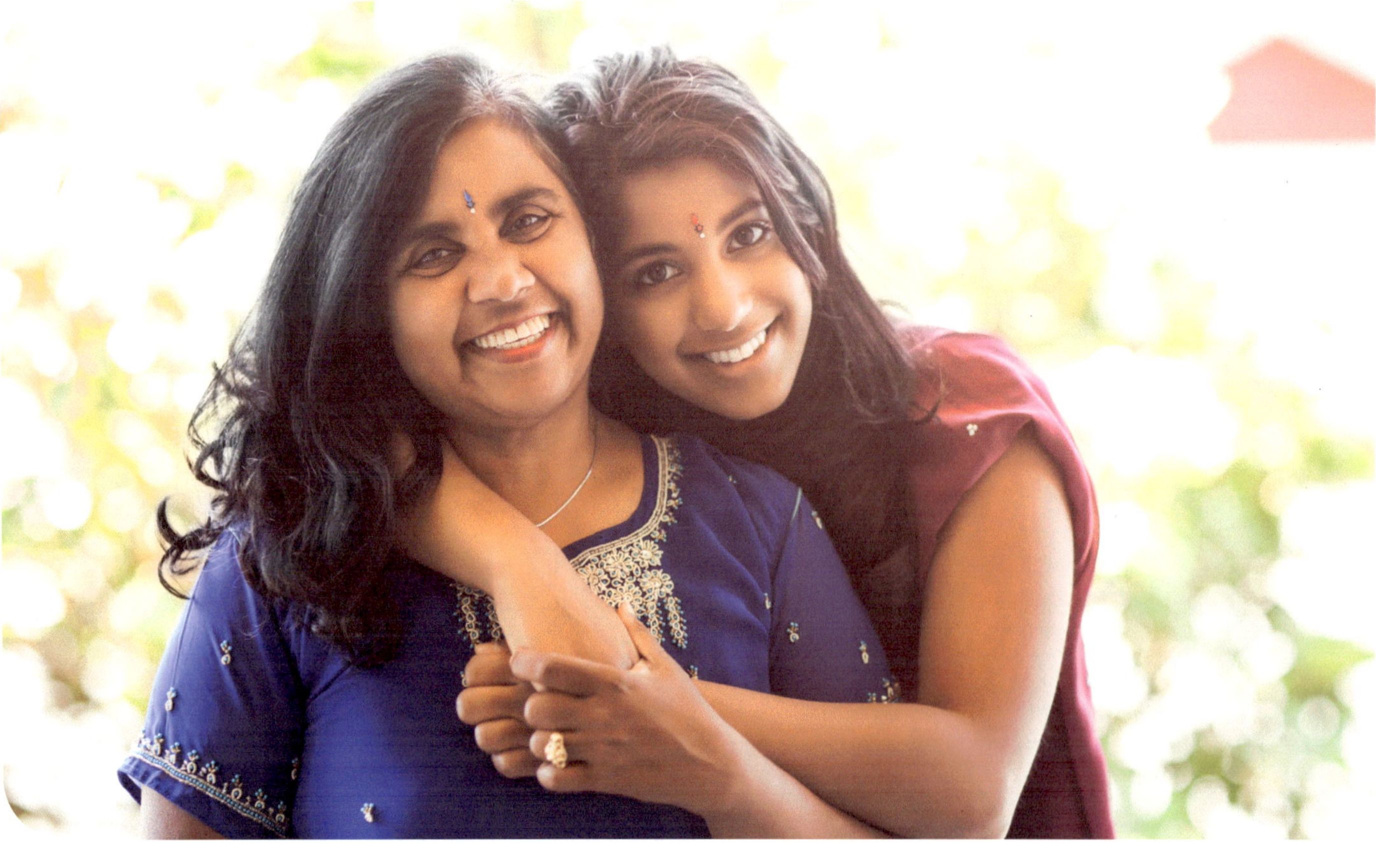

O câncer colorretal é o terceiro câncer mais comum do mundo. O rastreio pode prevenir o câncer colorretal e descobri-lo no início, quando é mais provável obter uma cura.

O que é câncer colorretal?

O corpo humano é composto por mais de 30 trilhões de células. O câncer é uma doença em que células anormais crescem descontroladamente. O câncer colorretal é o câncer que ocorre no cólon ou no reto.

O cólon e o reto são órgãos do sistema digestório

O sistema digestório decompõe os alimentos para o uso pelo corpo. No estômago, os alimentos são divididos em pequenos pedaços. No intestino delgado, quase todos os nutrientes dos alimentos são absorvidos na corrente sanguínea.

O sistema digestório também elimina alimentos não digeridos do corpo. No intestino grosso, a água e os sais são removidos dos alimentos não digeridos à medida que passam pelo cólon. Os resíduos sólidos dos alimentos são chamados de fezes. O reto retém as fezes até que elas saiam do corpo por uma abertura denominada ânus.

Alguns pólipos progridem para o câncer colorretal

A parede colorretal é constituída por camadas de tecido. A camada mais interna que fica em contato com as fezes é denominada mucosa. Áreas de crescimento anormal de células, chamados pólipos, ocorrem comumente na mucosa.

Cólon e reto

O cólon e o reto fazem parte do intestino grosso. O cólon é a parte mais longa, medindo cerca de 1½ metros (5 pés) de comprimento. Tem quatro seções: cólon ascendente, transverso, descendente e sigmoide. O reto está próximo à extremidade do intestino grosso. Mede cerca de 12 centímetros (5 polegadas) de comprimento.

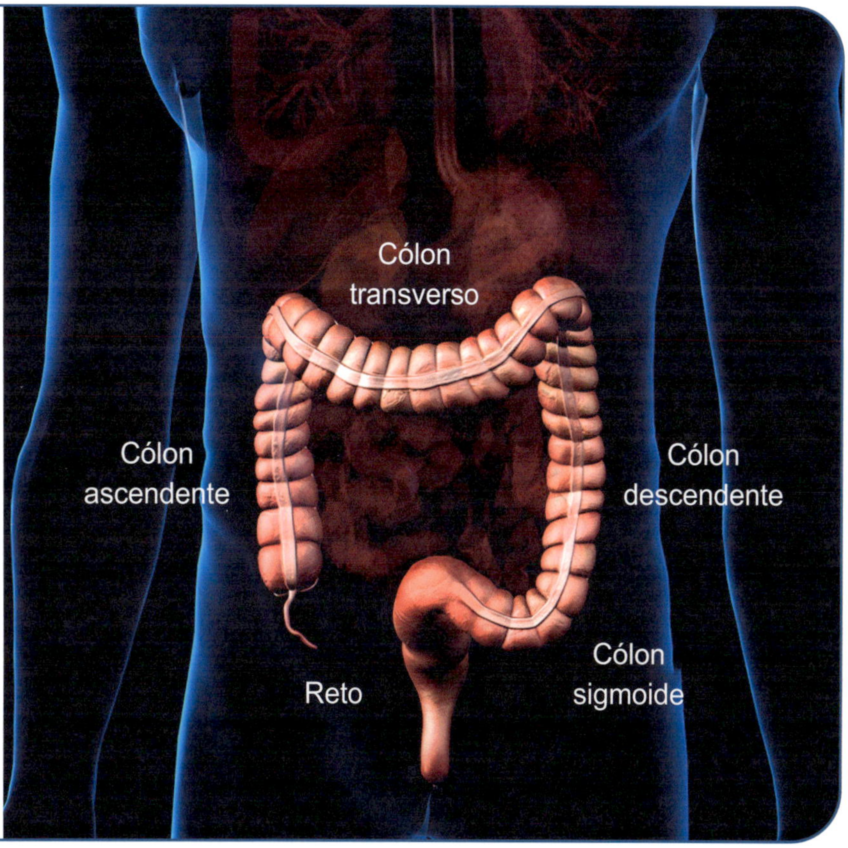

Embora a maioria dos pólipos não se tornem câncer, quase todos os cânceres colorretais surgem na forma de pólipos. Existem diferentes tipos de pólipos, e alguns têm maior probabilidade de se tornarem câncer do que outros. Um pólipo demora muitos anos para se transformar em um câncer.

Células de câncer têm crescimento descontrolado

Quando as células se tornam cancerosas, não se comportam como as células normais. Elas quebram as regras do crescimento celular normal.

- Diferente das células normais, as células cancerosas não morrem. Também formam novas células cancerosas que substituem as células normais ao longo do tempo.
- As células cancerosas não permanecem no mesmo lugar. Podem se desenvolver na parede colorretal e em órgãos e tecidos próximos.
- As células de câncer podem se proliferar para outras partes do corpo. Os vasos sanguíneos e linfáticos se localizam no interior da parede colorretal. Uma vez que as células cancerosas atingem esses vasos, podem se proliferar.

O sistema de estadiamento é uma maneira padrão de agrupar os cânceres de acordo com seu crescimento e disseminação. Os estádios do câncer colorretal variam do estágio 0 ao estágio 4. Quanto mais grave o crescimento e a disseminação do câncer, maior o estágio.

À medida que o câncer cresce, pode causar sintomas. Quando os sintomas se apresentam, geralmente o câncer está avançado e é mais difícil de curar. Se o tratamento não funcionar, as células cancerosas continuarão crescendo e farão com que os órgãos parem de funcionar.

Pólipos no cólon e no reto

Pólipos são lesões que crescem na parede colorretal. Têm muitos formatos. Os pólipos elevados que se parecem com um cogumelo são chamados de pólipos pediculados (à esquerda). Os pólipos sésseis têm topo arredondado e base larga (à direita).

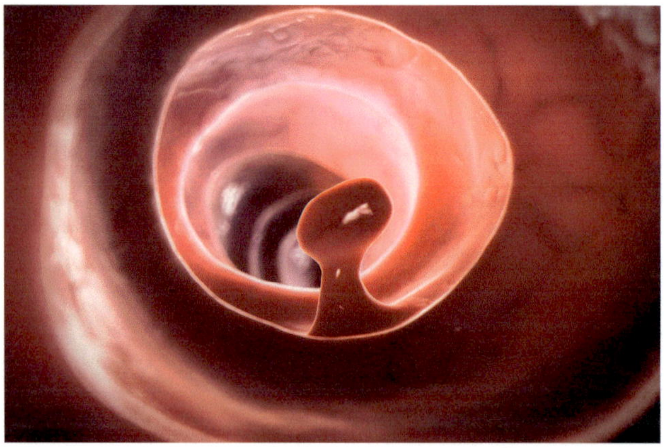

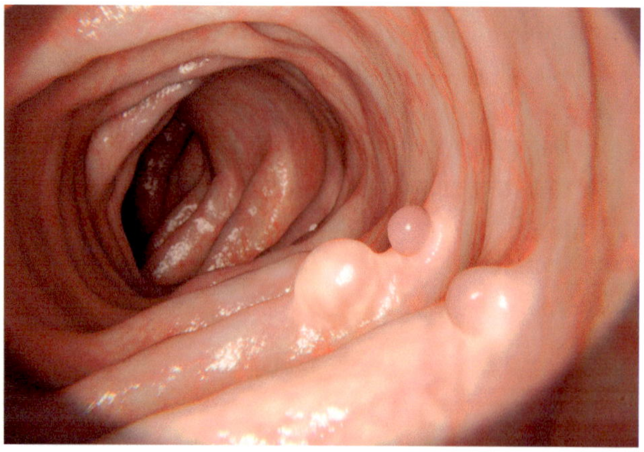

Por que realizar o rastreio?

O rastreio de câncer colorretal procura pólipos e câncer antes do início dos sintomas. Salva vidas de duas maneiras:

- **O rastreio previne o câncer colorretal**. O câncer é evitado quando os pólipos são removidos antes de se tornarem câncer.
- **O rastreio procura o câncer muito antes do início dos sintomas**. Quando o câncer é descoberto no início, é mais fácil de ser tratado ou curado.

O rastreio é iniciado quando uma pessoa apresenta risco de câncer colorretal. Existem vários métodos de rastreio:

- A **endoscopia** envolve um aparelho portátil que permite que os médicos, como os gastroenterologistas, examinem o interior do cólon e o reto em busca de crescimentos anormais.
- Os **exames de imagem** produzem imagens do interior do cólon e do reto. Um radiologista verificará se há crescimentos anormais nas imagens.
- Os **exames laboratoriais** procuram marcadores de câncer, como sangue, nas fezes.

O único método de rastreio capaz de remover pólipos é a endoscopia. Os procedimentos endoscópicos para rastreio de câncer colorretal são a colonoscopia e retossigmoidoscopia flexível.

Os pólipos removidos serão enviados a um especialista, o patologista. Esse médico procurará células cancerosas no pólipo usando um microscópio. Se forem encontradas células cancerosas, é realizado um diagnóstico de câncer.

Rastreio e diagnóstico

O rastreio de câncer é realizado se não há sinais ou sintomas de câncer colorretal. Quando existem sinais ou sintomas, o objetivo do exame é localizar o problema e fazer um diagnóstico. Peça para o profissional de saúde encaminhá-lo para o rastreio de câncer colorretal imediatamente se você tiver estes sinais ou sintomas:

Anemia por deficiência de ferro

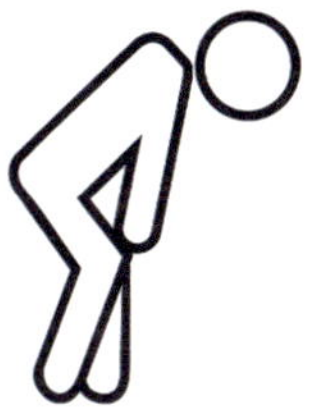

Fezes com sangue

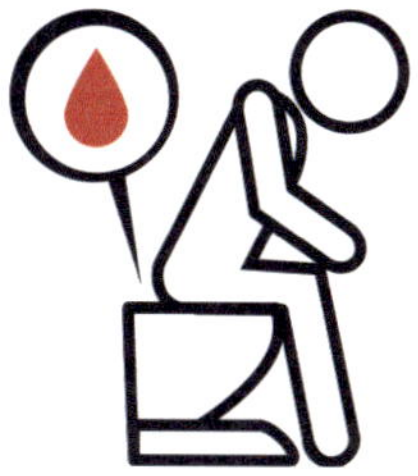

Mudanças nos hábitos intestinais

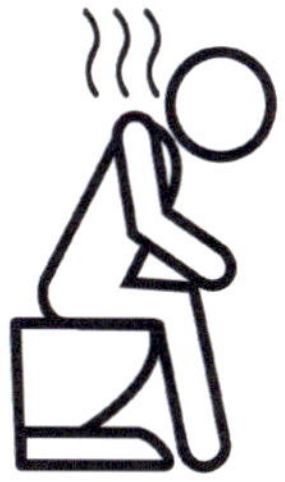

Quem deve ser submetido ao rastreio?

Risco é a chance de um evento ocorrer. O risco faz parte da vida. Existem riscos quando comemos, viajamos e fazemos investimentos. A vida também contém riscos de problemas de saúde, como o câncer.

Algumas pessoas têm mais propensão de desenvolver câncer colorretal do que outras

Os elementos que aumentam o risco são chamados fatores de risco. Por exemplo, o fator de risco de pegar uma gripe é contato com uma pessoa infectada.

Existem muitos fatores de risco de câncer colorretal. Alguns podem ser mudados, como:

- Comer alimentos altamente processados
- Fumar
- Não praticar exercícios físicos

Outros fatores de risco não podem ser mudados, como:

- Idade
- Histórico de saúde

Se você tem um fator de risco, não é certeza que desenvolverá câncer colorretal. Da mesma forma, você pode ter câncer colorretal mesmo se não tiver fatores de risco conhecidos.

Alguns fatores de risco afetam o momento do rastreio do câncer

Nem todos os fatores de risco têm o mesmo efeito. **Consulte no Guia 1** os níveis de risco que são usados para adaptar o rastreio de câncer colorretal a cada pessoa.

Saiba qual é o seu risco de câncer colorretal antes dos 40 anos, para que não inicie o rastreio muito tarde. Conheça seu risco mais cedo se algum membro da sua família já teve câncer colorretal.

Guia 1. Níveis de risco do câncer colorretal

Risco médio	Você tem 45 anos e nenhum outro fator de risco importante
Risco aumentado	Sua família biológica tem histórico de câncer colorretal ou pólipos pré-câncer avançados
	Você tem câncer colorretal ou pólipos que aumentam o risco de câncer
	Você tem uma destas doenças inflamatórias intestinais: • Retocolite ulcerativa • Colite por doença de Crohn
Alto risco	Você tem uma destas síndromes de câncer hereditário: • Síndrome de Lynch • Síndromes de polipose, como polipose adenomatosa familiar clássica e atenuada

O momento do início do rastreio de câncer colorretal e da repetição do rastreio é discutido nos próximos capítulos.

- O Capítulo 2 trata do rastreio para pessoas com risco médio.
- O Capítulo 3 discute o rastreio quando há histórico familiar de câncer colorretal ou pólipos pré-câncer. Também discute brevemente sobre as síndromes de câncer hereditário.
- O Capítulo 4 explica a repetição do rastreio se você já teve pólipos pré-câncer ou câncer colorretal.
- O Capítulo 5 explica o processo de rastreio se você tiver doença inflamatória intestinal.

"

O rastreio de câncer colorretal é MUITO importante! O câncer colorretal é um dos poucos cânceres que não só é altamente tratável quando detectado no início, como pode, de fato, ser prevenido com o rastreio regular! Embora o preparo para uma colonoscopia ou o processo de coleta de amostra para um teste de rastreio em casa possa parecer desanimador, eu, sobrevivente de um câncer colorretal de estágio III, garanto que isso é muito melhor do que os tratamentos do câncer colorretal, como radioterapia e quimioterapia!

– Ben

Além do rastreio, o que salva vidas?

O rastreio é importante para prevenir o câncer colorretal. Outras sete ações podem ser adotadas para prevenir o câncer colorretal:

1. Tomar aspirina

Tomar aspirina todos os dias por, no mínimo, de 5 a 10 anos, protege contra o desenvolvimento do câncer colorretal. Consulte com um profissional de saúde se tomar aspirina é adequado para você. O sangramento interno é um risco de tomar aspirina.

2. Consumir alimentos saudáveis

- Consumir muitos alimentos com legumes e vegetais.
- Consumir quantidades limitadas de carne vermelha e evitar carne processada.
- Limitar o consumo de alimentos processados e ultraprocessados.
- Não consumir apenas suplementos alimentares para substituir nutrientes. Obter nutrientes com alimentos naturais.

3. Consumir o mínimo possível de bebidas alcoólicas

O consumo elevado ou moderado de bebidas alcoólicas pode aumentar o risco de câncer colorretal. A quantidade de álcool segura depende do organismo da pessoa. O risco de câncer colorretal não aumenta com o consumo de 1 dose por dia, para mulheres, e 2 doses por dia, para homens.

4. Movimentar-se mais e ficar menos parado

A atividade física regular tem sido associada ao menor risco de câncer colorretal.

5. Consumir vitamina D suficiente

Baixos níveis de vitamina D podem aumentar o risco de câncer colorretal. Evite esses baixos níveis consumindo alimentos com vitamina D. A vitamina D está presente no salmão, atum, cavala e gema de ovo. Você também pode consumir alimentos fortificados com vitamina D e suplementos.

A pele pode produzir vitamina D quando exposta ao sol. É recomendável o uso de protetor solar ao se expor em áreas externas por um longo período de tempo. Usar protetor solar pode limitar a quantidade de vitamina D produzida pela pele.

6. Manter um peso saudável

A obesidade é outro fator de risco de câncer colorretal. O índice de massa corporal (IMC) é uma medida da gordura corporal. O IMC entre 18,5 e 24,9 é considerado um peso normal. Acompanhar seu peso, alimentação, calorias e níveis de atividade física pode ajudá-lo a atingir suas metas.

7. Parar de fumar

Se você fuma, pare! Peça ajuda aos profissionais de saúde para parar de fumar. Existe orientação para parar de fumar. Alguns medicamentos podem ajudar a parar a vontade de fumar e os sintomas de abstinência.

Pontos importantes

- O câncer colorretal é o câncer que ocorre no cólon ou no reto. Esses dois órgãos fazem parte do sistema digestório. Eles ajudam a remover as fezes do organismo.
- Pólipos são um crescimento excessivo do revestimento interno do cólon ou do reto. Embora a maioria dos pólipos não se tornem câncer, quase todos os cânceres colorretais surgem na forma de pólipos.
- O rastreio de câncer colorretal salva vidas. Previne o câncer ao localizar e remover pólipos antes de se tornarem câncer. Também localiza o câncer logo no começo, quando há maior probabilidade de cura.
- Risco é a chance de um evento ocorrer. O risco de câncer faz parte da vida de todos.
- Os elementos que aumentam o risco são chamados fatores de risco. Existem muitos fatores de risco de câncer colorretal.
- Alguns fatores de risco aumentam mais o risco de câncer colorretal do que outros. Os fatores de risco que afetam o momento do rastreio de câncer colorretal incluem idade e condições de saúde. O risco de câncer colorretal é agrupado em risco médio, crescente e alto.
- Além do rastreio do câncer, tomar aspirina e ter um estilo de vida saudável pode ajudar a prevenir o câncer colorretal.

O câncer não espera e nem você deveria esperar

Durante a pandemia da COVID-19, o número de pessoas que realizou rastreios de câncer recomendados diminuiu. A falta de rastreios pode levar ao diagnóstico tardio e perda de chances de cura.

Não espere nem negligencie os exames de rotina. Cuide-se e realize rastreios de câncer de rotina. Converse com seu médico para saber quando e com que frequência deve realizar o rastreio.

Mais informações sobre a mensagem da NCCN “O câncer não espera e nem você deveria esperar” podem ser encontradas em NCCN.org/resume-screening.

2

Risco médio de câncer colorretal

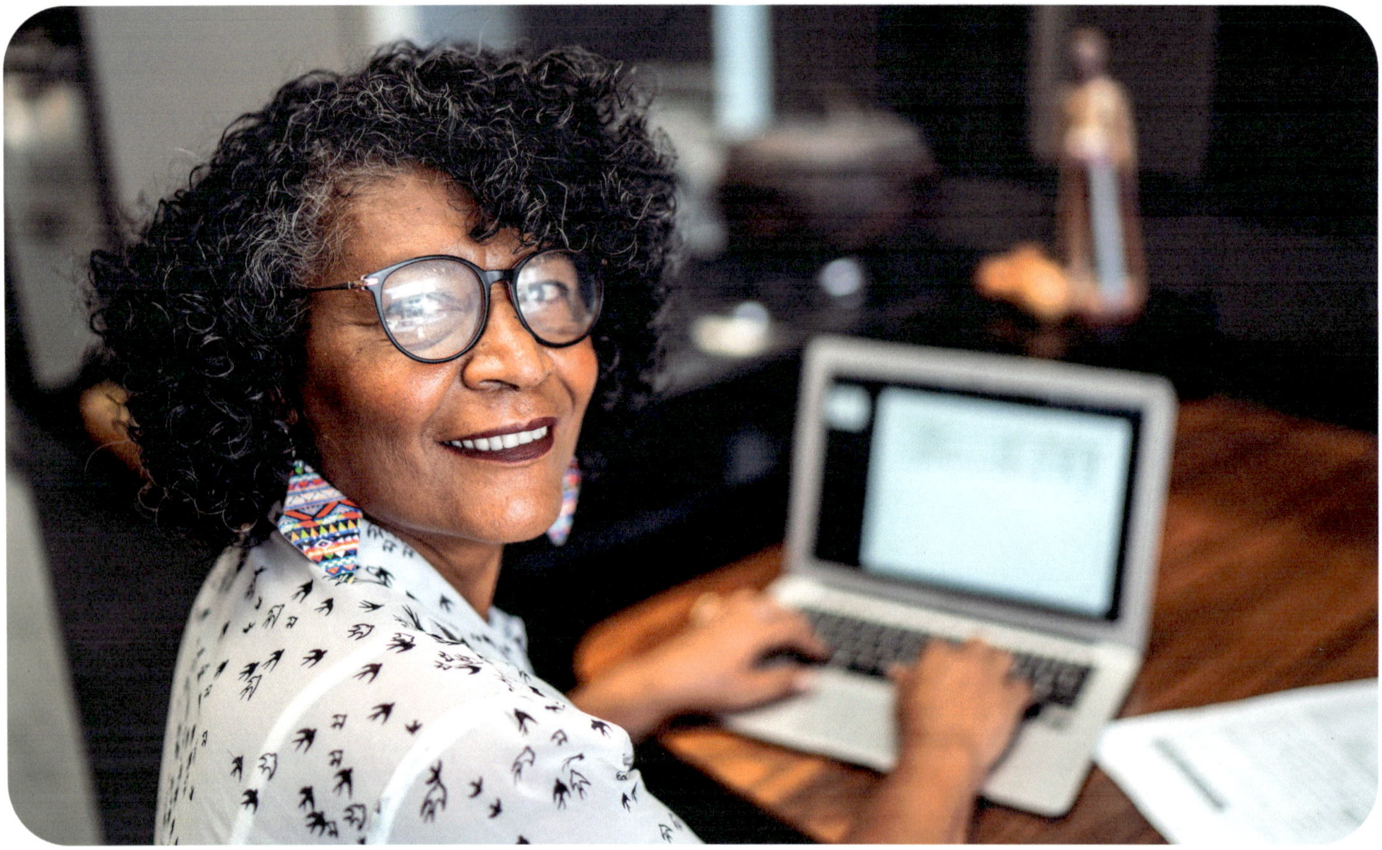

A maioria das pessoas que têm risco de câncer colorretal tem risco médio. O risco médio se baseia na idade e na ausência de outros fatores de risco importantes.

O rastreio começa aos 45 anos

Durante anos, as pessoas com risco médio começaram o rastreio de câncer colorretal aos 50 anos. Contudo, o câncer colorretal está aumentando em pessoas com menos de 50 anos. Agora, pessoas com risco médio começam o rastreio aos 45 anos.

O risco de câncer colorretal difere de acordo com a etnia. Nos Estados Unidos, as maiores taxas de câncer colorretal ocorrem entre indivíduos negros. Os indivíduos negros devem começar o rastreio do câncer colorretal antes dos 45 anos se houver casos da doença na família.

Algumas pessoas com menos de 45 anos desenvolveram câncer colorretal. Algumas têm risco aumentado ou alto de câncer colorretal, mas outras não têm fatores de risco importantes. Pergunte ao profissional de saúde se você deve começar o rastreio de câncer colorretal antes dos 45 anos.

As pessoas com boa saúde devem se submeter ao rastreio de câncer colorretal até os 75 anos. Se você tem entre 76 e 85 anos, o rastreio de câncer é uma decisão pessoal a ser tomada após conversar com um profissional de saúde. Pergunte os prós e contras do rastreio levando em conta a sua saúde. O rastreio de câncer colorretal não é necessário se você tem mais de 85 anos.

45 a 75 anos

Fazer rastreio (exceto se tiver doença importante com risco de morte).

76 a 85 anos

O rastreio é decisão pessoal. Conheça os prós e contras para você.

Acima de 86 anos

O rastreio não é necessário.

Existem opções de rastreio

As pessoas que têm risco médio de câncer colorretal têm várias opções de rastreio. O melhor rastreio é o que é feito. Algum rastreio é melhor do que nenhum rastreio. Pergunte ao seu médico os prós e contras de cada opção de rastreio.

Rastreio visual

O rastreio visual usa equipamentos médicos que permitem que os médicos vejam o interior do seu corpo. Inclui colonoscopia, retossigmoidoscopia flexível e colonografia por tomografia computadorizada (TC). A colonoscopia é necessária se houver achados anormais na retossigmoidoscopia flexível ou na colonografia por TC.

O rastreio visual requer a limpeza das fezes no intestino. O preparo do intestino consiste em dieta líquida e laxantes fortes. Siga as instruções de preparo do seu médico antes do rastreio. Se o intestino não estiver suficientemente limpo, pode ser necessário reagendar, repetir ou fazer um exame diferente.

A biópsia é um procedimento que remove amostras de tecido para um exame mais aprofundado. A polipectomia é um tipo de biópsia que remove pólipos inteiros (crescimentos excessivos da parede interna do intestino). A biópsia somente pode ser realizada durante a colonoscopia e a retossigmoidoscopia flexível. Uma ferramenta cortante é inserida por meio do endoscópio para remover o tecido. A maior parte dos pólipos pode ser removida com endoscópio. Raramente é necessária cirurgia.

Rastreio com base nas fezes

O rastreio com base nas fezes é mais fácil de realizar do que os testes visuais. Em casa, você coletará uma amostra das suas fezes em um recipiente. Em seguida, você enviará a amostra a

Colonoscopia

A colonoscopia é um procedimento que permite que os médicos vejam o interior do intestino. Você será sedado durante o procedimento. O médico usará um aparelho portátil chamado de endoscópio. Os endoscópios destinados à colonoscopia são conhecidos como colonoscópios. Apenas a parte fina do aparelho e em forma de tubo é guiada após ser introduzida no ânus, subindo pelo reto e entrando no cólon. O aparelho tem uma lâmpada, uma câmera e uma ferramenta cortante.

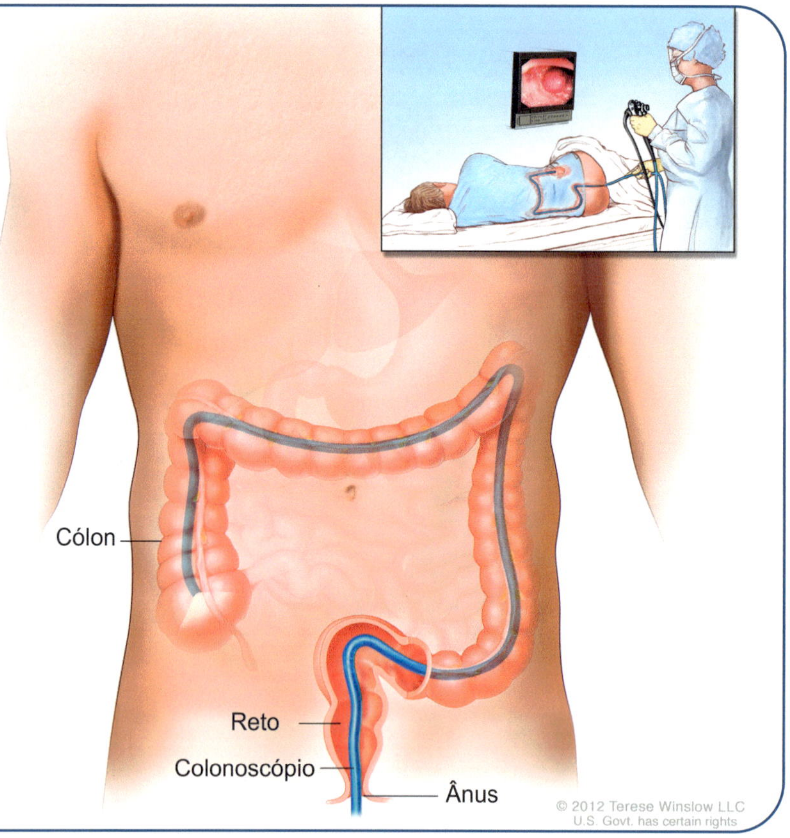

Opções de rastreio para risco médio

Rastreio visual	Prós	Contras
Colonoscopia Exame do cólon e do reto com um aparelho fino que é suavemente introduzido no ânus	• Rastreio em uma etapa, sem necessidade de teste adicional • Intervalos muito longos entre rastreios se os achados forem normais	• Necessário preparo do intestino • Realizado fora de casa • Uso de sedação • Pequeno risco de sangramento, infecção e lesão
Retossigmoidoscopia flexível Exame da última parte do cólon com um aparelho fino que é suavemente introduzido no ânus	• Intervalos longos entre rastreios se os achados forem normais • Sedação não necessária	• Necessário preparo do intestino • Realizado fora de casa • Não avalia o cólon por inteiro • Necessária uma colonoscopia se forem encontrados pólipos
Colonografia por TC Raio-X do cólon	• Intervalos longos entre rastreios se os achados forem normais • Sedação não necessária	• Necessário preparo do intestino • Realizada fora de casa • Pode não detectar pólipos planos • Necessário repetição da triagem ou colonoscopia se forem encontrados pólipos

Rastreio com base nas fezes

Teste de DNA nas fezes multialvo (mt-sDNA) Exame laboratorial que busca marcadores genéticos do câncer nas fezes **Pesquisa de alta sensibilidade com guáiaco e teste imunoquímico fecal (FIT)** Exames laboratoriais que buscam minúsculas quantidades de sangue nas fezes	• As fezes são coletadas por você em casa • Não é necessário preparo • Sem riscos físicos	• Necessário colonoscopia em caso de alterações • Não são tão precisos quanto os testes visuais • Rastreios frequentes mesmo se os resultados forem normais

um laboratório para análise. Os exames de fezes incluem o teste imunoquímico fecal (FIT), pesquisa de alta sensibilidade de sangue oculto nas fezes e teste de DNA de fezes multialvo (mt-sDNA).

Embora mais fáceis, os exames de fezes não são tão bons quanto os exames visuais para localizar pólipos que se tornam câncer. Além disso, o rastreio é um processo de duas etapas caso os resultados do exame de fezes apresente alterações. A segunda etapa é realizar colonoscopia de 6 a 10 meses após o exame de fezes. Não é necessário efetuar outros exames se os achados da colonoscopia após o FIT ou o mt-sDNA estiverem normais.

O rastreio seguinte pode ser em 10 anos

Quando os resultados do rastreio forem normais, o rastreio seguinte pode ser feito com qualquer método de rastreio. O intervalo de tempo entre rastreios varia de acordo com o método de rastreio anterior. **Consulte no Guia 2** os intervalos de rastreio de risco médio.

A repetição do rastreio com colonoscopia tem o maior intervalo, de 10 anos. A repetição do rastreio com retossigmoidoscopia flexível pode ser feita em 10 anos se você não tiver feito exame de fezes FIT todos os anos.

O intervalo após o rastreio visual pode ser ajustado segundo a qualidade do rastreio anterior. Pode ser necessário o intervalo de um ano se seu intestino não estiver suficientemente lipo ou se o procedimento não foi concluído.

Se você tem pólipos pré-câncer ou câncer colorretal, leia o Capítulo 4 para saber mais sobre os próximos passos.

Guia 2. Repetição do rastreio com base em risco médio

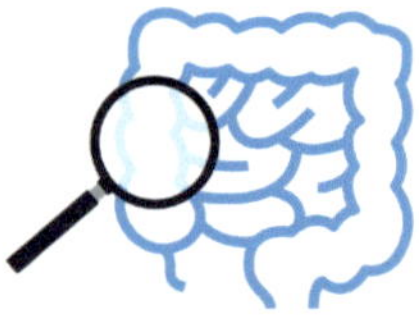

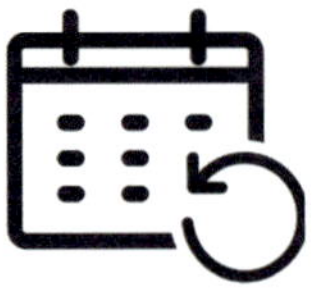

Opções de rastreio	Tempo até a repetição do rastreio se os resultados anteriores forem normais
Colonoscopia	Repetir em 10 anos
Retossigmoidoscopia flexível	Repetir em 5 a 10 anos
Colonografia por TC	Repetir em 5 anos
Teste de DNA nas fezes multialvo	Repetir em 3 anos
Pesquisa de alta sensibilidade com guáiaco	Repetir em 1 ano
Teste imunoquímico fecal	Repetir em 1 ano

Pontos importantes

- As pessoas com risco médio de câncer colorretal começam o rastreio aos 45 anos. Você não deve ter nenhum outro fator de risco importante.
- Você pode escolher o tipo de rastreio que fará.
- O melhor exame de rastreio é o que você faz. Discuta os prós e contras de cada método de rastreio com o profissional de saúde para que possa fazer uma escolha informada.
- O intervalo até o próximo rastreio varia de acordo com o método de rastreio anterior. O rastreio não é necessário nos próximos10 anos se os resultados da colonoscopia forem normais. A repetição do rastreio após exames de fezes varia de 1 a 3 anos.

Queremos o seu feedback!

Nosso objetivo é fornecer informações sobre o câncer que sejam úteis e fáceis de entender.

Responda nossa pesquisa e conte-nos o que acertamos e o que poderíamos melhorar:

NCCN.org/patients/feedback

"

O câncer colorretal sempre foi considerado uma "doença de idoso". Contudo, estudos mostraram que pessoas nascidas após 1990 têm de 2 a 4 vezes mais chances de desenvolver câncer colorretal do que uma pessoa nascida em 1950. Por isso, é muito importante realizar o rastreio aos 45 anos.

– Lara, sobrevivente de câncer retal

3

Histórico de saúde familiar

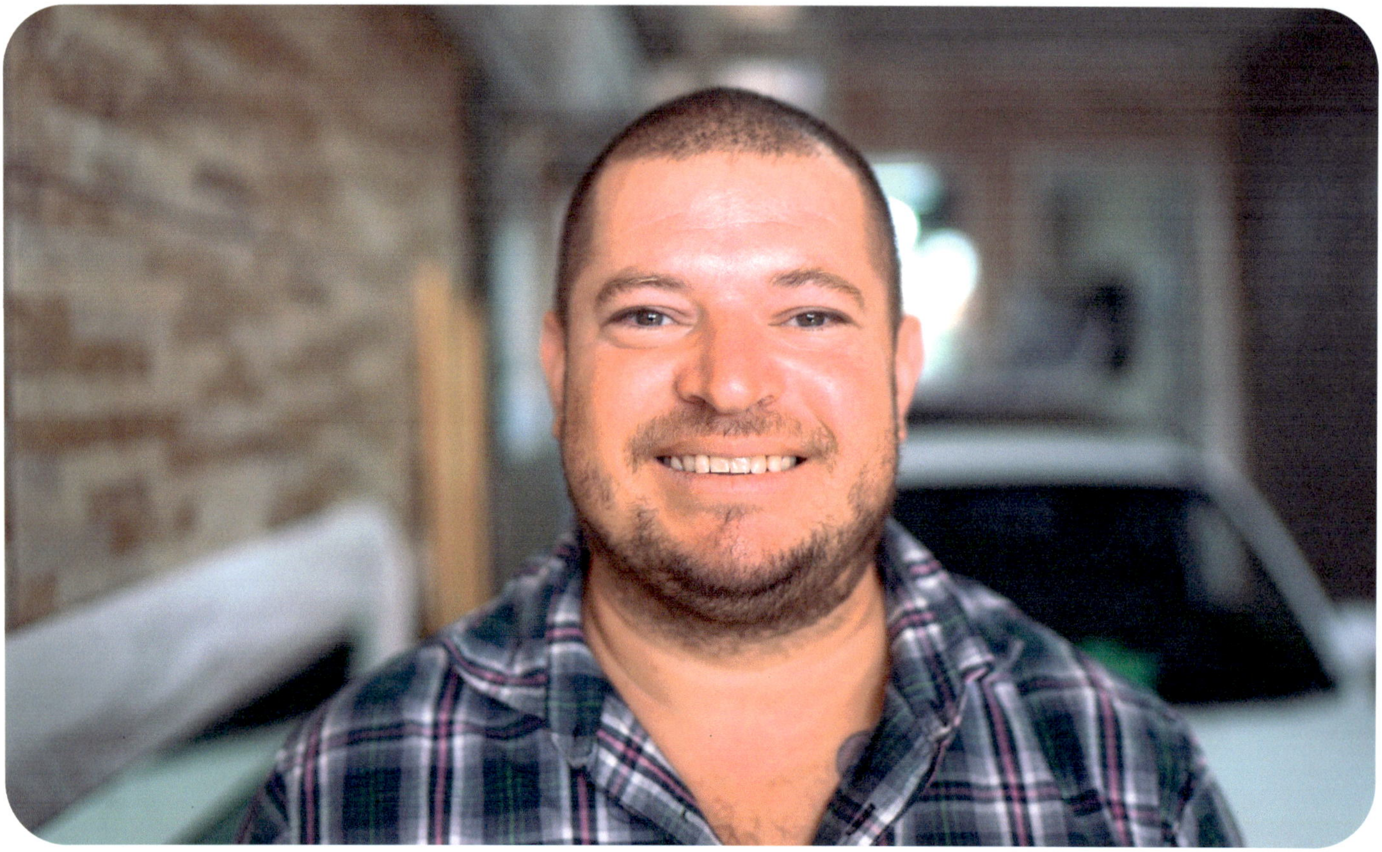

O câncer colorretal não ocorre na maioria das famílias. Cerca de 1 a cada 3 pessoas com câncer colorretal tem um membro da família que também teve. O histórico familiar aumenta o seu risco, mas não significa uma certeza de que você terá câncer colorretal.

Histórico com alto risco

Em algumas famílias, vários parentes consanguíneos têm câncer colorretal. Quando o câncer ocorre em membros mais jovens ou mais distantes, pode ser derivado de uma síndrome de câncer hereditário.

As síndromes de câncer hereditário são causadas pela transmissão de um gene anômalo de um genitor para uma criança. São raros.

O profissional de saúde pode suspeitar que você tem uma síndrome de câncer hereditário. Se for positivo, ele o encaminhará para um especialista em genética. Esse especialista diagnostica e planeja o controle das síndromes de câncer hereditário.

Diversos tipos de síndromes de câncer hereditário colocam a pessoa em alto risco de câncer colorretal:

- A síndrome de Lynch é causada por erro herdado (mutação) nos genes de reparo de incompatibilidade (MMR). A síndrome de Lynch pode ser denominada câncer colorretal hereditário sem polipose (HNPCC), mas não são exatamente a mesma coisa.
- As síndromes de polipose são um grupo de síndromes de câncer que geram vários pólipos colorretais. O mais comum é a polipose adenomatosa familiar (FAP).

Conheça seu histórico familiar

O histórico familiar é um dos fatores de risco mais importantes para o câncer colorretal. Prepare-se para dizer as seguintes informações ao profissional de saúde:

- O tipo de câncer, se houver, de parentes consanguíneos
- A idade dele(a) no diagnóstico de câncer
- A idade atual ou a idade no momento da morte
- Doenças de saúde herdados e defeitos congênitos em sua família

"

Meu teste genético, que identificou que tenho mutação no gene MSH2 (síndrome de Lynch), me ajudou a tomar decisões quanto ao futuro tratamento e entender meu risco futuro de outros cânceres. Isso me proporcionou a oportunidade de ser proativa no meu próprio cuidado de saúde.

– Wenora, sobrevivente de três cânceres

Parentes consanguíneos

Parentes consanguíneos são membros da família que têm relação com você pelo nascimento. O histórico de saúde dos seus parentes consanguíneos é importante para classificar o risco de câncer colorretal. Você compartilha aproximadamente metade (50%) dos seus genes com parentes de primeiro grau. Um quarto (25%) dos seus genes é compartilhado com parentes de segundo grau. Você e seus parentes de terceiro grau compartilham 12,5% dos genes.

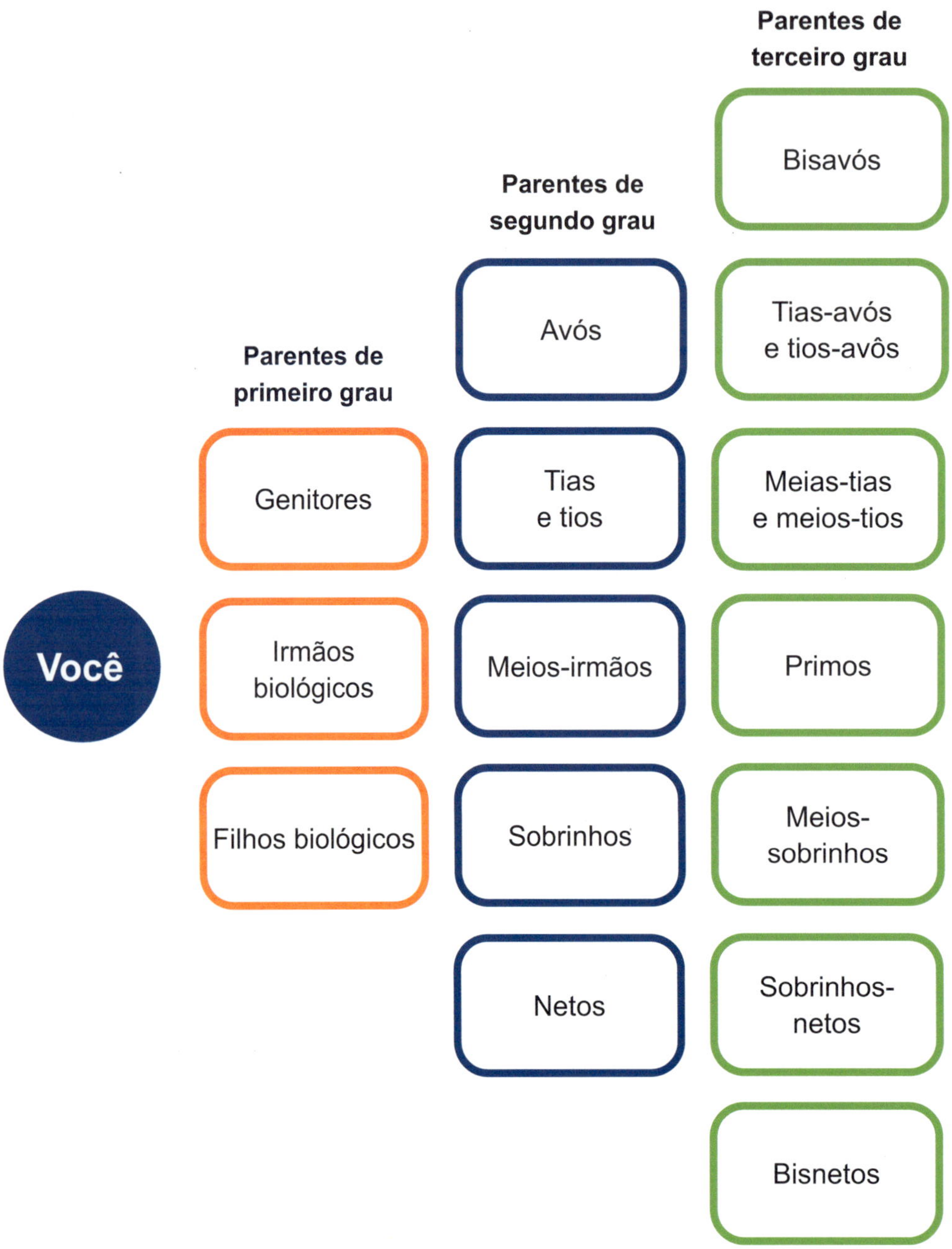

Histórico com risco aumentado

A maioria das famílias com histórico de câncer colorretal não têm síndrome de câncer hereditário. Nessas famílias, a causa do câncer não é clara. O câncer pode ser causada por genes compartilhados, experiências compartilhadas ou ambos.

Histórico familiar de câncer colorretal

Você tem risco aumentado de câncer colorretal se um parente consanguíneo tiver tido câncer colorretal. A causa genética é mais provável se muitos parentes tiveram câncer colorretal. Também é mais provável se o câncer deles ocorreu antes dos 45 anos.

Histórico familiar do adenoma

Você tem risco aumentado se um parente de primeiro grau teve adenoma avançado. O adenoma é um tipo comum de pólipo.

Um adenoma avançado apresenta uma ou mais dessas características:

- Displasia de alto grau – Displasia é um padrão de crescimento celular anormal. A displasia de alto grau consiste em células que provavelmente se tornarão câncer.
- Grande dimensão – O adenoma é grande se tiver mais de 1 centímetro.
- Histologia vilosa ou túbulo-vilosa – Os adenomas tubulares são os mais comuns, mas os adenomas vilosos e túbulo-vilosos têm mais chances de se tornarem câncer. Os adenomas serrilhados tradicionais (AST) têm um padrão de crescimento viloso.

Histórico familiar de pólipo serrilhado séssil

Você tem risco aumentado se um parente de primeiro grau teve pólipo serrilhado séssil (SSP). O SSP é um dos vários tipos de pólipo que tem

Padrões de crescimento de adenomas

Os adenomas têm 3 padrões de crescimento. Em adenomas tubulares, as glândulas têm formato arredondado (à esquerda). Os adenomas vilosos têm glândulas alongadas (no meio). Os adenomas túbulo-vilosos são uma combinação de ambas as glândulas (à direita).

Tubular: https://commons.wikimedia.org/wiki/File:Tubular_adenoma_2_intermed_mag.jpg
Adenoma viloso: https://commons.wikimedia.org/wiki/File:Villous_adenoma1.jpg
Adenoma túbulo-viloso: https://commons.wikimedia.org/wiki/File:Tubulovillous_adenoma.jpg

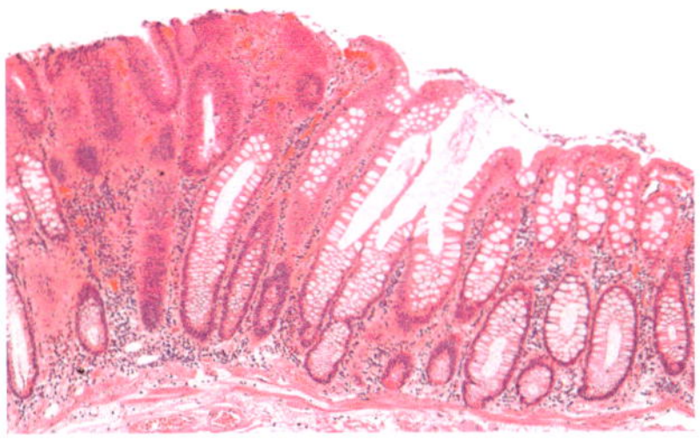
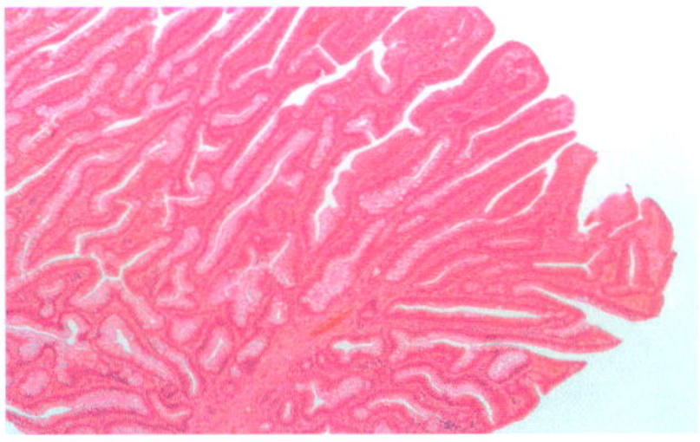
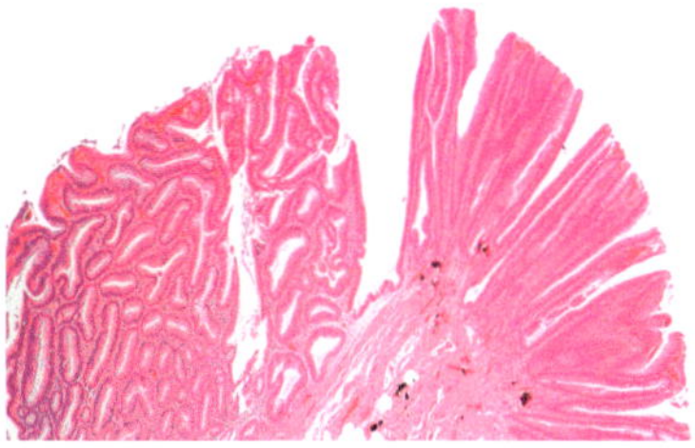

padrão celular de dentes de serra (serrilhado). Assim como os adenomas, o SSP tem risco aumentado de câncer. Um SSP avançado apresenta uma ou mais dessas características:

- Displasia – O SSP pode ter uma bolsa (focus) de displasia. Esses pólipos são chamados de pólipos serrilhados sésseis com displasia (SSP-d).
- Grande dimensão – O SSP é grande se tiver mais de 1 centímetro.

Rastreio de risco aumentado

Comparado ao rastreio de risco médio, o rastreio com base em histórico familiar geralmente começa mais cedo e é mais frequente. **Consulte no Guia 3** o rastreio com base em histórico familiar.

Seu cronograma de rastreio pode ser adaptado a você. Se não houver preocupações em dois ou mais rastreios anteriores, o intervalo entre rastreios pode ser ampliado. Outros fatores que podem alterar o rastreio são sua idade e a quantidade e idade de membros da família afetados.

Se você tem pólipos pré-câncer ou câncer colorretal, leia o Capítulo 4 para saber mais sobre os próximos passos.

Você pode ajudar sua família contando os resultados do seu rastreio. Seu médico pode fornecer os resultados do exame ou uma carta para você compartilhar. Quando sua família souber do seu histórico, pode tomar decisões informadas para si.

Pontos importantes

- A síndrome de Lynch e as síndromes de polipose são questões de saúde muito raras nas famílias. São doenças de alto risco para câncer colorretal.
- O rastreio do câncer colorretal começa geralmente antes dos 40 anos se sua família tiver câncer colorretal ou pólipo pré-cancerígeno, mas não síndrome de câncer hereditário. Você pode repetir o rastreio em até 5 anos se não for encontrado nenhum pólipo.
- Como o histórico familiar afeta o intervalo do rastreio de câncer, conte os resultados do seu rastreio à sua família. Ela, então, poderá tomar decisões informadas para si.

Mostre que você se importa e compartilhe os resultados do seu rastreio com sua família.

Guia 3. Rastreio com base em histórico familiar

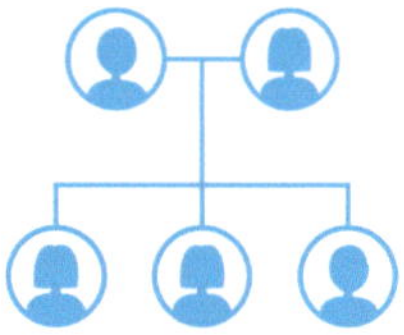 Seu histórico familiar		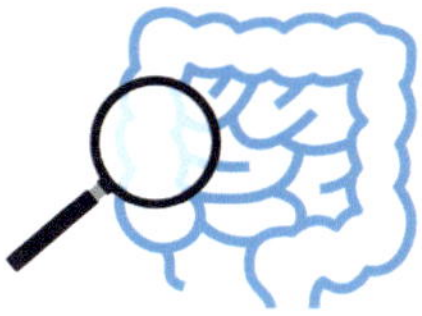 Começar o rastreio com colonoscopia no primeiro dos dois pontos de tempo	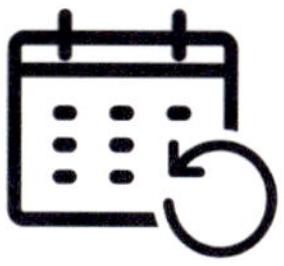 Tempo até a repetição do rastreio se os resultados anteriores forem normais
Um ou mais parente de primeiro grau teve câncer colorretal	40 anos de idade ou	10 anos antes do primeiro diagnóstico dos seus parentes	Repetir a cada 5 anos
Um ou mais parente de segundo e terceiro graus teve câncer colorretal	45 anos de idade ou	Antes dos 45 anos, se o câncer de um parente teve início precoce	Repetir a cada 10 anos
Um mais parente de primeiro grau teve adenoma avançado ou pólipo serrilhado séssil avançado	40 anos de idade ou	A mesma idade que o seu parente tinha no diagnóstico	Repetir a cada 5 a 10 anos

Pólipos serrilhados

Os pólipos serrilhados têm padrão celular em formato de serras. Existem três tipos principais de pólipos serrilhados: Os pólipos hiperplásicos são serrilhados, mas a maioria não representa risco de câncer. Pólipos serrilhados sésseis podem se tornar câncer (ilustrado). Os adenomas serrilhados tradicionais são raros e podem se tornar câncer.

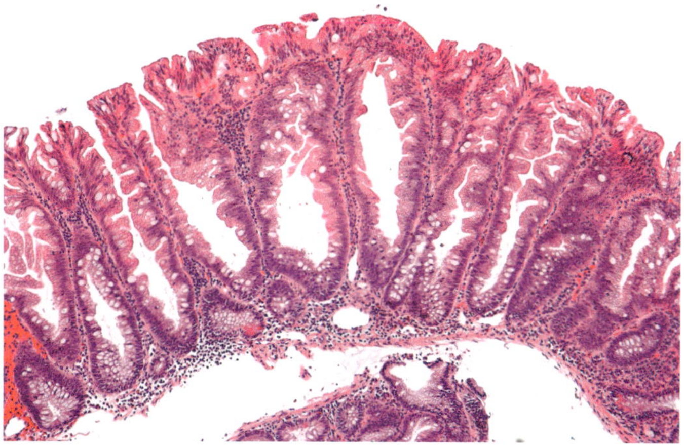

Serrilhado: https://commons.wikimedia.org/wiki/File:Sessile_serrated_adenoma_2_intermed_mag.jpg

4

Pólipo colorretal e câncer

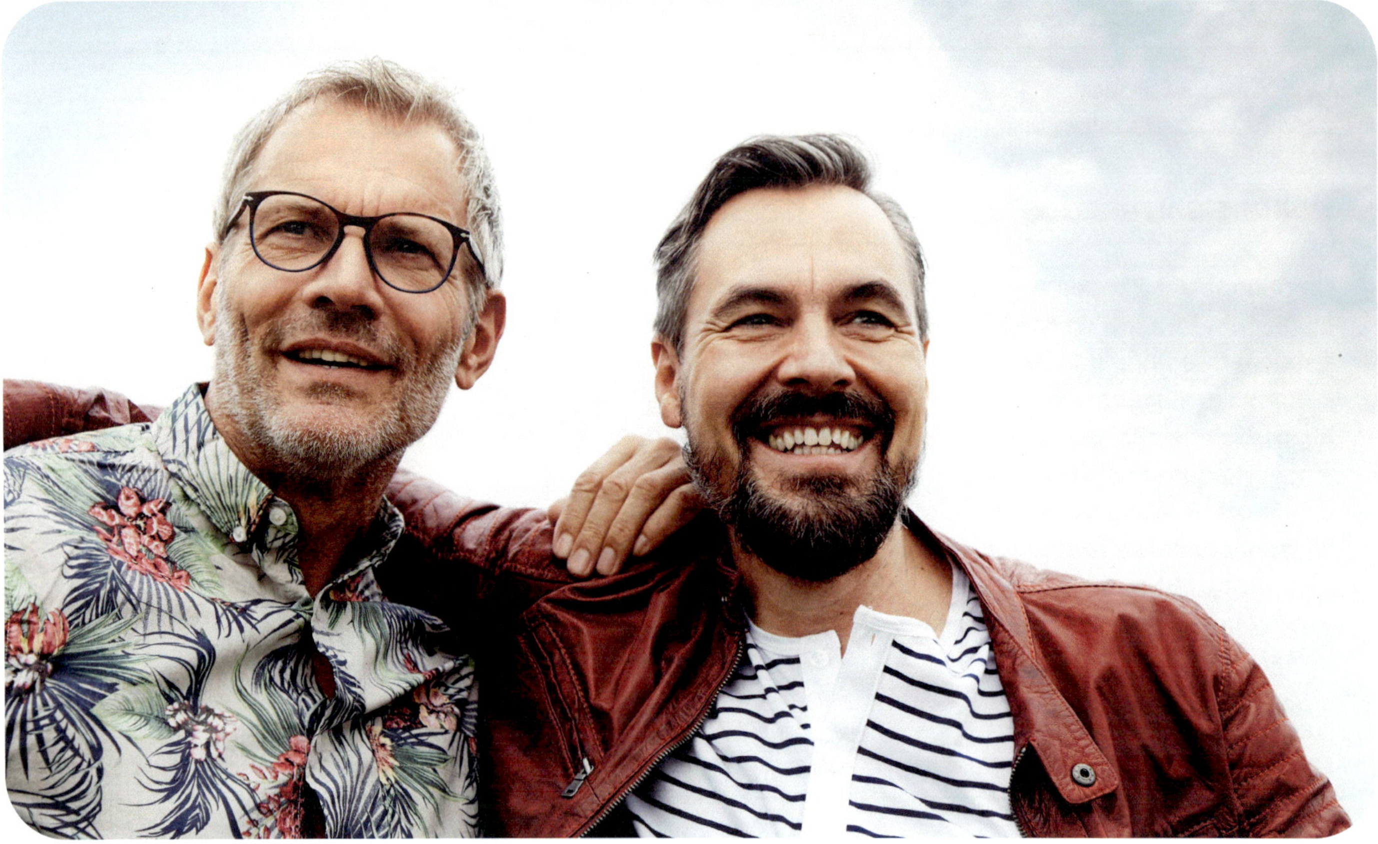

Pólipo colorretal é um crescimento excessivo do revestimento interno do intestino grosso. Os pólipos removidos são enviados a um patologista para estudo. As próximas etapas do tratamento se baseiam no que o seu médico observar durante a colonoscopia e nos achados patológicos.

Pólipos que aumentam o risco

A maioria dos pólipos não se torna câncer, mas o risco de câncer aumenta se você teve um ou mais desses três pólipos:

Adenoma

O adenoma também é chamado de pólipo adenomatoso, pólipo tradicional e pólipo convencional. É o tipo mais comum de pólipo colorretal. É um crescimento excessivo de células semelhantes a glândulas que compõem o muco.

Alguns adenomas têm mais propensão de se tornar câncer do que outros. São os chamados adenomas "avançados". Um adenoma avançado apresenta uma ou mais dessas características:

- Displasia de alto grau – A displasia de alto grau consiste em células que provavelmente se tornarão câncer.
- Grande dimensão – O adenoma é grande se tiver mais de 1 centímetro.
- Histologia vilosa ou túbulo-vilosa – Os adenomas têm três tipos de padrões de crescimento chamados de tubular, viloso e túbulo-viloso. O padrão tubular é o mais comum, mas os adenomas vilosos e túbulo-vilosos têm mais chances de se tornarem câncer.

Pólipo serrilhado séssil

O pólipo serrilhado séssil (SSP) é um pólipo elevado acima da parede colorretal e tem padrão celular de serras. O SSP avançado tem risco aumentado de se tornar câncer. Um SSP avançado apresenta uma ou mais dessas características:

- Displasia – O SSP pode ter uma bolsa (focus) de displasia. Esses pólipos são chamados de pólipos serrilhados sésseis com displasia (SSP-d).
- Grande dimensão – O SSP é grande se tiver mais de 1 centímetro.

Adenoma serrilhado tradicional

Adenomas serrilhados tradicionais (AST) são raros. Apresentam padrão de crescimento viloso e padrão celular de serra. Podem desenvolver displasia. Se você teve AST, tem chances de desenvolver outro pólipo com alto risco de se tornar câncer.

"

Nossa vida pessoal e profissional é muito ocupada. Contudo, o rastreio de câncer colorretal é rápido e fácil e, se realizado a tempo, pode ser a diferença entre a vida e a morte.

– Evan, sobrevivente de câncer retal

Pólipos detectados por colonoscopia

Certas características de pólipos pré-câncer sugerem risco aumentado de câncer colorretal. Algumas características, como o tamanho e o formato do pólipo, podem ser observadas durante a colonoscopia. Outras são observadas por microscópio.

Formato

Os pólipos que não têm haste são mais difíceis de remover e mais propensos a se tornar câncer.

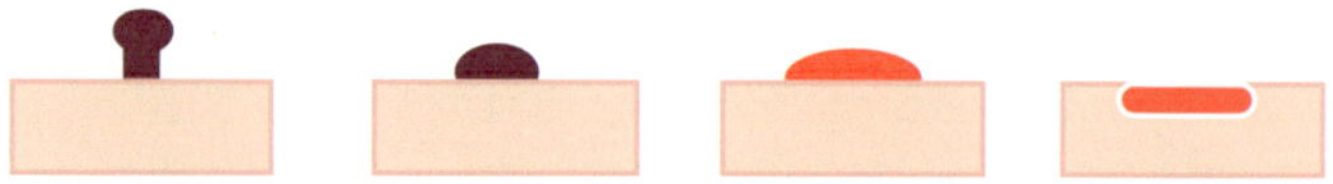

Pediculado Séssil Plano Deprimido

Tipo

Nem todos os pólipos representam risco de câncer. Os pólipos que podem se tornar câncer são os adenomas (à esquerda) e os pólipos serrilhados (à direita).

Créditos das imagens: Adenoma viloso: commons.wikimedia.org/wiki/File:Villous_adenoma1.jpg (à esquerda). Pólipo serrilhado: commons.wikimedia.org/wiki/File:Sessile_serrated_adenoma_2_intermed_mag.jpg (à direita).

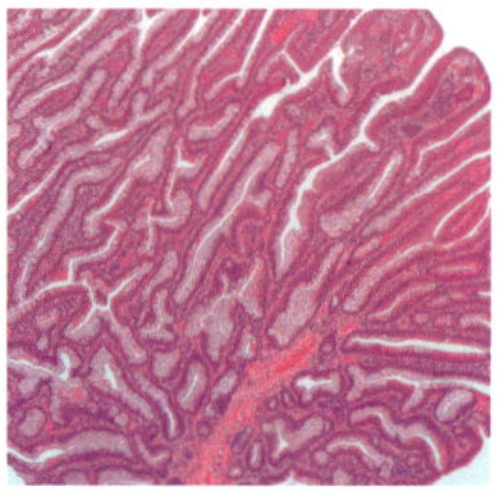

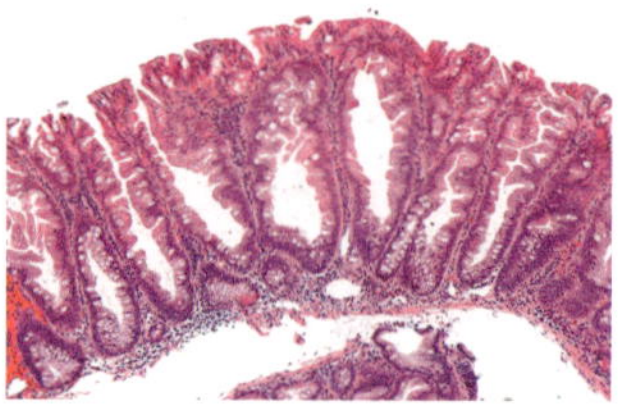

Tamanho

Existe alto risco de câncer se os pólipos tiverem mais de 1 centímetro.

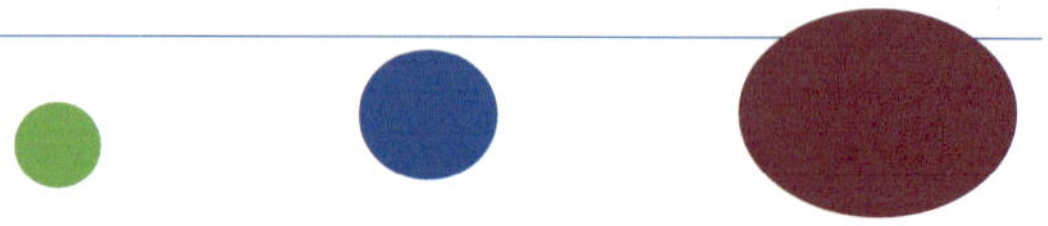

½ centímetro Ervilha | 1 centímetro Blueberry | 2 centímetros Uva

Quantidade

Existe alto risco de câncer se houver mais de 3 pólipos.

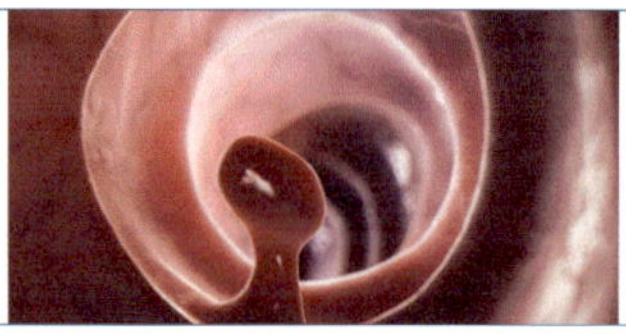

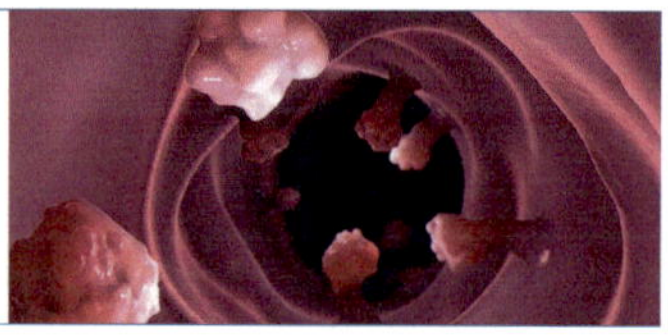

Local

Os pólipos no cólon ascendente têm maior risco de se transformar em câncer (à esquerda). Pólipos hiperplásicos pequenos no cólon proximal podem precisar de mais rastreio (à direita).

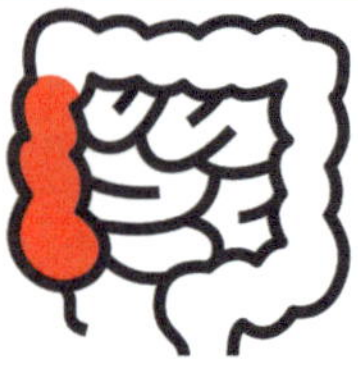

Ascendente

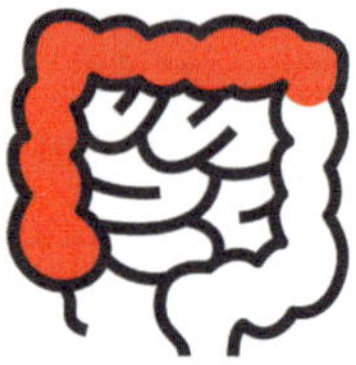

Proximal

Displasia

Displasia é um padrão de crescimento anormal. A displasia de alto grau tem aparência mais anormal do que a displasia de baixo grau.

Créditos das imagens: Cólon normal: commons.wikimedia.org/wiki/File:Colon,_intermed._mag.jpg (à esquerda). Displasia de baixo grau: commons.wikimedia.org/wiki/File:Tubular_adenoma_-_colon,_intermed._mag.jpg (no meio). Displasia de alto grau: commons.wikimedia.org/wiki/File:Colon_adenoma_with_high-grade_dysplasia,_intermed._mag.jpg (à direita).

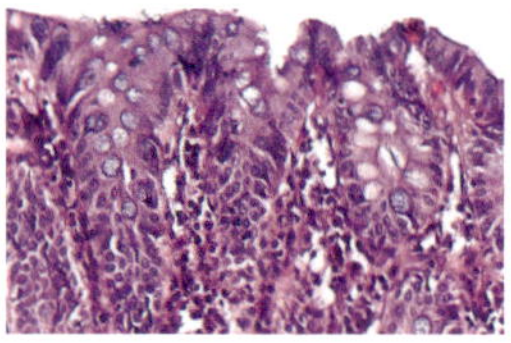

Cólon normal

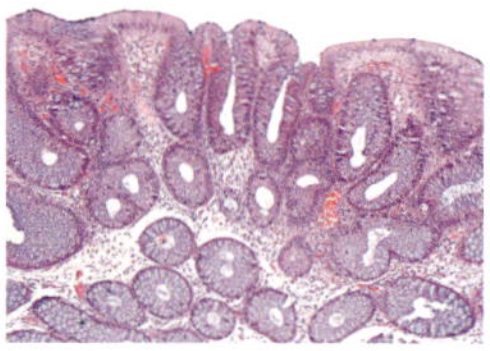

Displasia de baixo grau

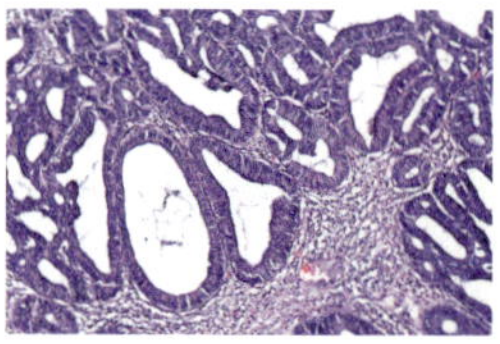

Displasia de alto grau

Guia 4. Repetição do rastreio após a remoção de pólipos pré-câncer pequenos

Quantidade e tipo do pólipo que foi removido	Intervalo até a repetição do rastreio com colonoscopia	Se os resultados do rastreio repetido são normais e o intervalo até o rastreio seguinte é ampliado
1 ou 2 adenomas	7 a 10 anos	10 anos
1 ou 2 pólipos serrilhados sésseis	5 anos	10 anos
Adenoma serrilhado tradicional	3 anos	5 anos
1 ou 2 adenomas avançados (displasia de alto grau, histologia vilosa ou túbulo-vilosa)	3 anos	5 anos
1 a 2 pólipos serrilhados sésseis com displasia	3 anos	5 anos
3 a 10 adenomas ou pólipos serrilhados sésseis	3 anos	5 anos
Mais de 11 adenomas ou pólipos serrilhados sésseis	1 a 3 anos	A elevada quantidade de pólipos sugere que você tem síndrome de polipose. Se os testes genéticos apontarem que não ou se não forem feitos, repita o rastreio.

Intervalo até a repetição do rastreio

Quando um ou dois adenomas pequenos é detectado e removido, o intervalo até a repetição do rastreio é semelhante ao de risco médio. Se outro pólipo crescer, deve levar muitos anos para se tornar câncer. O risco de recidiva de pólipos é maior para pólipos serrilhados, portanto, o intervalo é menor. **Consulte no Guia 4** os intervalos de rastreio depois que pequenos pólipos forem detectados e removidos.

Um número elevado de pólipos é preocupante. Ter de 3 a 10 pólipos aumenta o risco de câncer mesmo se os pólipos não estiverem avançados. Ter mais de 11 pólipos pode se dar por síndrome de câncer hereditário. Seu médico deve encaminhá-lo para fazer testes genéticos.

Guia 5. Repetição do rastreio após a remoção de pólipos pré-câncer grandes

Tipo do pólipo que foi removido	Intervalo até a repetição do rastreio com colonoscopia	Se os resultados do rastreio repetido são normais e o intervalo até o rastreio seguinte é ampliado
Pólipo pediculado	3 anos	
Pólipo séssil, plano ou deprimido sem características preocupantes adicionais	1 a 3 anos	3 anos
Pólipo séssil, plano ou deprimido: • Tem risco aumentado de recidiva • Foi removido em pedaços	6 meses	1 ano 3 anos
Pólipo séssil, plano ou deprimido: • Tem fatores de risco de câncer invasivo • Não foi totalmente removido	Você pode ser encaminhado a um especialista endoscopista em pólipos grandes ou a um cirurgião	

Pólipos grandes podem ser difíceis de remover e ter outras características que aumentam o risco de câncer colorretal. Nesses casos, o rastreio ocorrerá com maior frequência ou você será encaminhado para um médico especialista em remover pólipos grandes. **Consulte no Guia 5** os intervalos de rastreio depois que pólipos grandes forem detectados e removidos.

Tipicamente, pólipos hiperplásicos não progridem para câncer. Os médicos estão estudando se os pólipos hiperplásicos grandes progridem para câncer. Pólipos hiperplásicos são serrilhados e podem ser tratados como pólipos serrilhados sésseis se forem grandes.

Se houver recidiva, seu gastroenterologista poderá remover o pólipo ou encaminhá-lo para outro médico especialista em pólipos colorretais.

Câncer colorretal

Aproximadamente 1 a cada 24 pessoas dos Estados Unidos desenvolverá câncer colorretal. Se você teve câncer colorretal, tem maior risco de desenvolver um novo (segundo) câncer colorretal. Esse risco não se refere ao retorno do primeiro câncer, o que é chamado de recidiva. Esse risco é de um novo pólipo se transformar em câncer com o tempo.

Para obter informações sobre a vigilância do câncer, consulte *NCCN Guidelines for Patients: Câncer de cólon* ou *Câncer retal* em NCCN.org/patientguidelines. Essas diretrizes também discutem testes de biomarcadores de instabilidade de microssatélites (MSI) para todas as pessoas que tiveram câncer colorretal. Se as células do câncer apresentarem MSI, você deve fazer um teste de síndrome de Lynch. Ter síndrome de Lynch aumenta o risco de câncer colorretal.

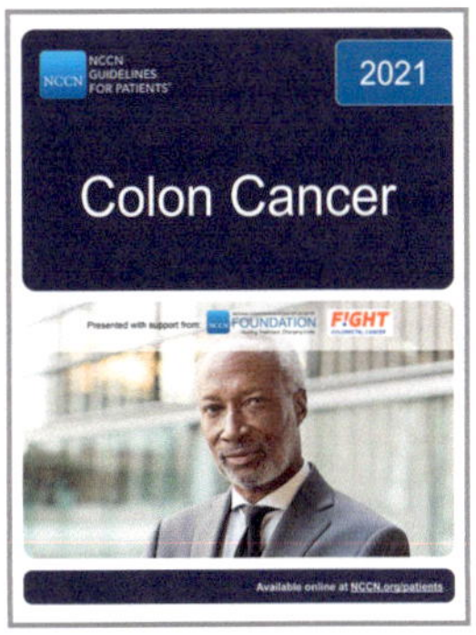

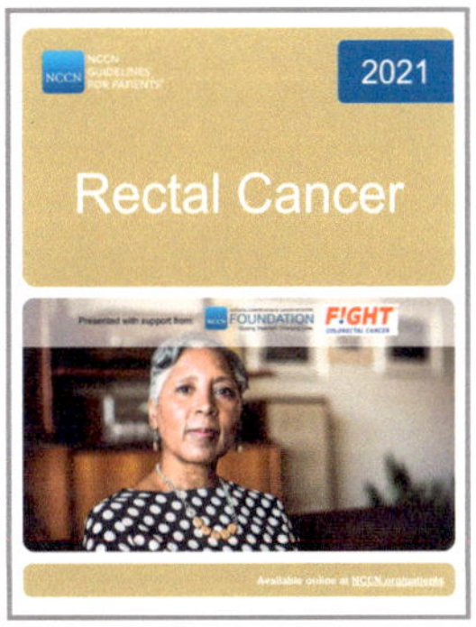

Os cientistas aprenderam muito sobre o câncer. Consequentemente, os tratamentos atuais funcionam melhor do que os do passado. Além disso, muitas pessoas com câncer têm mais de uma opção de tratamento.

Quem é mais afetado?

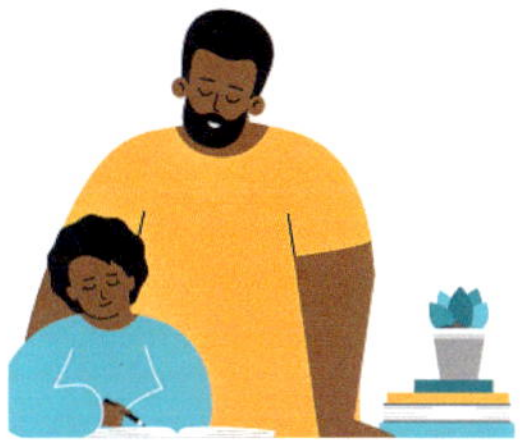

Nos Estados Unidos, os indivíduos negros têm mais propensões a desenvolver câncer colorretal, serem diagnosticados em idade jovem e morrer de câncer do que qualquer outro grupo étnico.

Além disso, os indivíduos negros enfrentam muitas barreiras ao rastreio de câncer colorretal.

Você pode tomar medidas para fazer o rastreio e reduzir o risco de câncer colorretal:

- ✓ Comece a conversa cedo. Antes dos 45 anos, converse sobre seu risco de câncer colorretal com o profissional de saúde.
- ✓ Conheça seu histórico familiar de câncer colorretal, que pode exigir rastreio antecipado.
- ✓ Conheça as muitas opções aceitáveis de rastreio de câncer colorretal.
- ✓ Comece o rastreio a tempo e cumpra o cronograma do rastreio de acompanhamento.
- ✓ Consuma alimentos que protejam do câncer colorretal e evite alimentos não saudáveis.

Pontos importantes

- Você tem risco aumentado de câncer colorretal se teve certos pólipos. Esses incluem adenomas e pólipos serrilhados sésseis.
- Depois que esses pólipos são removidos, a data do próximo rastreio será baseada em vários fatores, como número de pólipos. A data também será baseada no fato de o pólipo ter células com aparência anormal, não ter sido totalmente removido ou ter características de alto risco.
- Se você teve câncer colorretal, tem maior risco de desenvolver um novo pólipo cancerígeno. Siga as recomendações de vigilância nas diretrizes de tratamento.

"

A colonoscopia permitiu que os médicos resolvessem minha doença misteriosa. Ouvir a frase "você tem câncer" muda a vida. Mas ter o câncer colorretal de estágio II detectado no início salvou minha vida.

– Heather

5

Doença inflamatória intestinal

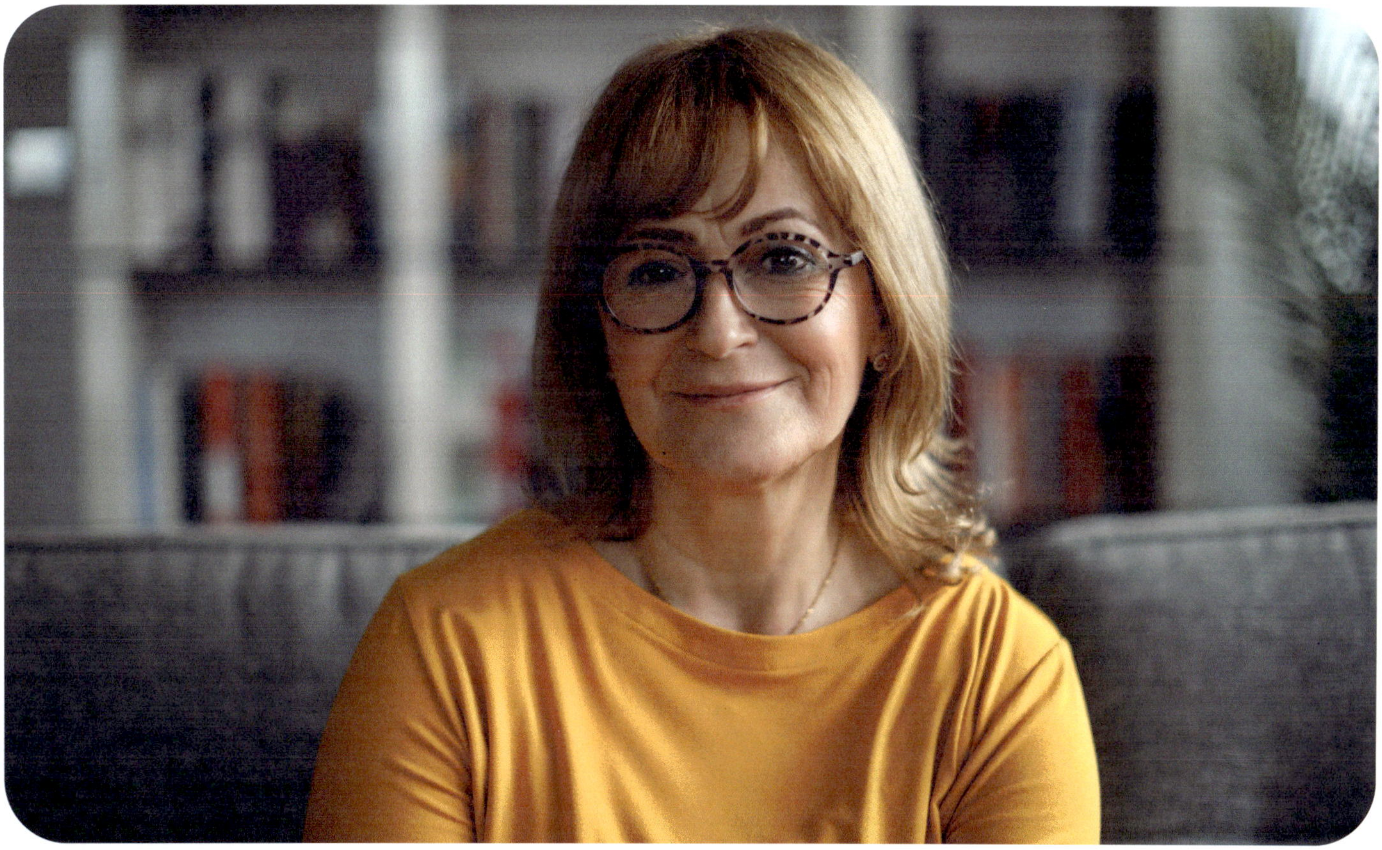

A doença inflamatória intestinal causa inflamações e danos a longo prazo no trato digestivo. Dois tipos dessa doença que levam muitas vezes ao câncer colorretal são colite por doença de Crohn e retocolite ulcerativa.

Inflamação crônica e câncer

A inflamação é uma reação de defesa do organismo. Ocorre quando um fator físico ativa o sistema imunológico do organismo. O sistema envia células imunológicas para atacar o desencadeador físico. O ataque pode causar sintomas, como inchaço e dor.

A inflamação normal ajuda a curar o organismo. A inflamação crônica pode causar danos. A inflamação crônica pode levar ao crescimento celular anormal, chamado displasia. A displasia pode se transformar em câncer com o tempo.

A doença inflamatória intestinal (DII) é uma resposta anormal do sistema imunológico a certas células da parede intestinal. A colite por doença de Crohn é um tipo de doença de Crohn que afeta o cólon. A retocolite ulcerativa ocorre somente no cólon e no reto.

Ter colite por doença de Crohn e retocolite ulcerativa aumenta seu risco de câncer colorretal. Seu risco aumenta ainda mais se você tiver os seguintes fatores de alto risco:

- Inflamação do cólon duradoura, ativa ou severa.
- Inflamação de grande quantidade do cólon.
- Displasia na parede do cólon. A displasia de alto grau consiste em células que provavelmente se tornarão câncer.
- Uma doença chamada colangite esclerosante primária, que causa inflamação e estreitamente dos ductos biliares.
- Parentes consanguíneos que tiveram câncer colorretal, especialmente se o câncer ocorreu antes dos 50 anos.

Se você tem inflamação somente no reto, pode seguir o rastreio para risco médio. Leia no Capítulo 2 as informações sobre rastreio.

> “
>
> É importante saber quais são os sintomas do câncer colorretal e conhecer o seu corpo. Não espere nem ache que o câncer não vai acontecer com você.
>
> – Lara, sobrevivente de câncer retal

Início do rastreio de câncer

A doença de Crohn e a retocolite ulcerativa geralmente começam antes dos 30 anos. Ocorre um segundo pico das duas doenças em período posterior da vida.

Comece o rastreio de câncer colorretal no momento mais cedo possível que se aplique a você:

- 8 anos após os sintomas do início de DII
- Antes dos 8 anos, se seu histórico familiar incluir câncer colorretal
- Este ano, se você tem colangite esclerosante primária

É difícil detectar a displasia porque geralmente ocorre em uma seção plana e de aparência normal da parede do cólon. É ideal conduzir o rastreio quando a DII estiver inativa usando os melhores métodos para observar a parede colorretal.

O procedimento de rastreio sempre deve ser a colonoscopia. Seu médico guiará suavemente um aparelho fino introduzindo-o no seu ânus e cólon enquanto você está sedado. As três opções para DII são:

- A endoscopia de alta definição com luz branca (HD-WLE) produz mais de um milhão de pontos coloridos (pixels) em imagens do seu cólon. As imagens ficam mais nítidas à medida que a quantidade de pixels aumenta.
- A cromoendoscopia com corante usando endoscopia de alta definição aplica um corante na parede interna do cólon.
- A cromoendoscopia virtual (VCE) usando imagens de banda estreita não usa corantes, mas filtra a luz branca. Esse método também é chamado de VCE óptica.

Durante o rastreio, pelo menos 32 amostras do tecido serão removidas (biópsia) das quatro partes do seu cólon. Seu médico decidirá que tecido remover e conduzirá as biópsias em 10 centímetros de distância. Mais amostras serão removidas de quaisquer áreas estreitadas (estenoses), massas na parede do cólon ou outras áreas alteradas.

Além disso, durante a cromoendoscopia, o médico conduzirá biópsias direcionadas de tecido com aparência anormal que pode ser observado graças ao corante ou à iluminação especial.

Intervalo até a repetição do rastreio

Se seu último rastreio detectou uma estenose, consulte um especialista em DII. As estenoses do cólon podem ter câncer subjacente. A próxima etapa do tratamento pode ser a colectomia. A colectomia é uma cirurgia que remove todo ou parte do cólon. Se a cirurgia não for feita, você precisará repetir o rastreio em 1 ano.

Se nenhum pólipo ou displasia for encontrado, repita o rastreio em 1 ano se você tiver alto risco de câncer. As características do alto risco são inflamação ativa, histórico familiar e colangite esclerosante primária. Repita o rastreio em 2 a 3 anos se houver baixo risco de câncer.

Os pólipos geralmente são removidos durante o rastreio de câncer. Alguns pólipos podem exigir remoção por mucosectomia endoscópica (EMR) ou dissecção endoscópica da submucosa (ESD). Durante a EMR, o pólipo é elevado da parede do cólon e removido por uma cânula com alça chamada alça diatérmica. A ESD usa uma ferramenta similar a uma faca para remover os pólipos.

Se um pólipo não for totalmente removido, você poderá ser encaminhado para um centro especializado em DII. No centro, o pólipo poderá ser removido por endoscopia. Caso contrário, você pode consultar um médico para discutir a possibilidade de conduzir colectomia.

Você será submetido a rastreio de câncer colorretal novamente se todos os pólipos forem totalmente removidos. Os pólipos que foram removidos em pedaços ou que apresentaram displasia de alto grau conferem um risco de câncer muito alto. Nesses casos, repita o rastreio em 3 a 6 meses. Se você tem fatores de alto risco de câncer colorretal, repita o rastreio em 1 ano. Você pode aguardar de 2 a 3 anos, se não tiver fatores de alto risco.

A displasia invisível não pode ser enxergada com endoscópio. Pode ser encontrada em amostras aleatórias removidas durante a endoscopia com luz branca. Um patologista especialista em sistema digestório pode auxiliar no diagnóstico. Se for confirmada a displasia, consulte um especialista em DII. As próximas etapas do tratamento podem ser cromoendoscopia, se não tiver sido feita anteriormente, cirurgia ou rastreio mais frequente.

Consulte no Guia 6 os intervalos de rastreio em caso de DII.

Guia 6. Repetição com rastreio com base em doença inflamatória intestinal (DII)

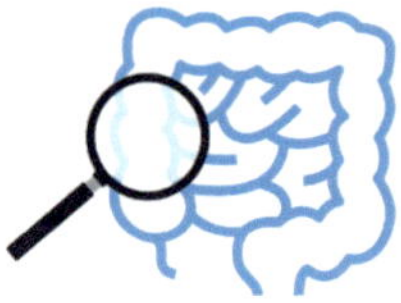 **Resultados do rastreio da colonoscopia anterior**	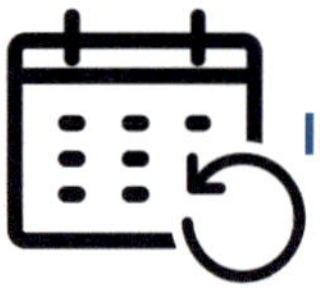 **Intervalo até a repetição do rastreio**
Pólipos ou displasia não encontrados	• Repetir em 1 ano se tiver estenose leve que não foi tratada com cirurgia • Repetir em 1 ano se tiver fatores de alto risco • Repetir em 2 a 3 anos, se não tiver fatores de alto risco
Encontrada displasia “invisível” – não pode ser enxergada com endoscópio	• Consulte um especialista em DII • Agora você pode repetir o rastreio com cromoendoscopia, se não fez antes • Você pode ser encaminhado a um cirurgião
Um ou mais pólipos encontrados	• Repetir em 3 a 6 meses se um pólipo for removido em pedaços • Repetir em 3 a 6 meses se um pólipo apresentou displasia de alto grau • Repetir em 1 ano se tiver fatores de alto risco • Repetir em 2 a 3 anos, se não tiver fatores de alto risco

Pontos importantes

- As pessoas que têm colite por doença de Crohn e retocolite ulcerativa têm risco aumentado de câncer colorretal.
- O intervalo padrão para iniciar o rastreio de câncer colorretal é 8 anos após o início dos sintomas da DII. O rastreio começa antes se você tiver histórico familiar ou colangite esclerosante primária.
- A displasia pode ser difícil de enxergar com a colonoscopia típica, portanto, são usados novos métodos para enxergar com melhor precisão.
- Consulte um especialista em DII se você tiver uma estenose ou displasia invisível, ou se não foi removido algum pólipo inteiro. O intervalo até o próximo rastreio varia de 3 meses a 3 anos, de acordo com o risco de câncer.

Recursos

Câncer colorretal

Fight Colorectal Cancer
FightColorectalCancer.org

National Cancer Institute (NCI)
cancer.gov/types/colorectal

National Comprehensive Cancer Network (NCCN)

Câncer de cólon
nccn.org/patients/guidelines/content/PDF/colon-patient.pdf

Câncer retal
nccn.org/patients/guidelines/content/PDF/rectal-patient.pdf

Rastreio de câncer colorretal

Fight Colorectal Cancer
fightcolorectalcancer.org/resources/colorectal-cancer-screening

MyPathologyReport
mypathologyreport.ca

National Cancer Institute (NCI)
cancer.gov/types/colorectal/patient/colorectal-screening-pdq

Síndrome de câncer hereditário

MedlinePlus

Polipose adenomatosa familiar
medlineplus.gov/genetics/condition/familial-adenomatous-polyposis

Síndrome de Lynch
medlineplus.gov/genetics/condition/lynch-syndrome

Doença inflamatória intestinal

Cleveland Clinic
my.clevelandclinic.org/health/diseases/15587-inflammatory-bowel-disease-overview

Sobrevida

National Comprehensive Cancer Network (NCCN)

Cuidados na sobrevida para uma vida saudável
nccn.org/patients/guidelines/content/PDF/survivorship-hl-patient.pdf

Cuidados na sobrevida para efeitos de longo prazo e tardios relacionados ao câncer
nccn.org/patients/guidelines/content/PDF/survivorship-crl-patient.pdf

Termos que você precisa conhecer

adenoma serrilhado tradicional (AST)
Crescimento excessivo de células que tem padrão celular em formato de serras.

adenoma
Um crescimento excessivo de células semelhantes a glândulas que produzem muco. Também chamado de pólipo adenomatoso, pólipo tradicional e pólipo convencional.

anemia por deficiência de ferro
Doença na qual a quantidade de glóbulos vermelhos saudáveis é baixo devido ao baixo teor de ferro.

biópsia
Um procedimento que retira amostras de tecido ou fluido para ser testado para uma doença.

colangite esclerosante primária
Doença que causa inflamação e estreitamente dos ductos biliares.

colectomia
Cirurgia para remover uma parte do cólon.

Colite por doença de Crohn
Doença que causa inchaço no cólon a longo prazo.

colonografia por tomografia computadorizada (TC)
Raio-X do cólon.

colonoscopia
Procedimento que examina o interior do cólon com um aparelho introduzido no ânus.

colonoscópio
Aparelho que é guiado após ser introduzido no ânus para examinar o interior do cólon.

cromatografia com corante
Procedimento que examina o interior do cólon utilizando corantes e um aparelho que cria imagens muito nítidas.

cromoendoscopia virtual (VCE)
Procedimento que examina o interior do cólon com um aparelho introduzido no ânus e que possui filtragem da luz. Também chamada de VCE.

cólon
Órgão oco onde a forma líquida do alimento ingerido se transforma em forma sólida.

displasia
Um padrão de crescimento celular anormal.

dissecção endoscópica da submucosa (ESD)
Procedimento que retira crescimentos de pólipos com uma faca especial introduzida por uma abertura natural.

Doença de Crohn
Doença que causa inchaço a longo prazo no trato digestivo.

doença inflamatória intestinal
Grupo de doenças que causam inchaço de longo prazo no trato digestivo.

endoscopia de alta definição com luz branca (HD-WLE)
Procedimento que examina o interior do cólon com um aparelho introduzido no ânus e que cria imagens muito nítidas.

endoscópio
Aparelho que é introduzido por uma abertura natural para agir no interior do organismo.

estenose
Estreitamento anormal de um órgão oco.

esôfago
Órgão em formato de tubo localizado entre a garganta e o estômago.

exames de imagem
Exame que fotografa (produz imagens) do interior do corpo.

FAP
polipose adenomatosa familiar

fator de risco
Algo que aumenta a probabilidade de um evento.

fezes
Alimentos não utilizados que são eliminados pelo corpo.

gene de reparo de incompatibilidade (MMR)
Instruções, no interior das células, para uma proteína que corrige erros no DNA que ocorrem quando são geradas cópias de DNA.

HNPCC
câncer colorretal hereditário sem polipose

instabilidade de microssatélites (MSI)
Erros causados em sequências pequenas e repetitivas de DNA, durante o processo de cópia, em razão de anormalidade no sistema de reparo.

intestino
Órgão pelo qual os alimentos digeridos passam após sair do estômago. É dividido em duas partes: o intestino delgado e o intestino grosso.

laxante
Medicamento utilizado para limpar o intestino.

linfa
Fluido transparente que contém glóbulos brancos.

mt-sDNA
DNA nas fezes multialvo

mucosa
A camada mais interna da parede do cólon.

mucosectomia endoscópica (EMR)
Procedimento que retira crescimentos de pólipos levantando-os e cortando com uma cânula com alça introduzida por uma abertura natural.

parentes consanguíneos
Pessoas relacionadas a você por nascimento.

patologista
Médico especialista em examinar células e tecidos em busca de doenças.

pesquisa de alta sensibilidade de sangue oculto nas fezes
Exame laboratorial que busca minúsculas quantidades de sangue nas fezes.

polipectomia
Procedimento para remover o crescimento excessivo de células.

pólipo
Crescimento excessivo da parede interna do trato digestivo.

pólipo deprimido
Crescimento anormal abaixo do tecido circundante.

pólipo hiperplásico
Crescimento excessivo de células que tem padrão celular em formato de serras.

pólipo pediculado
Crescimento celular anormal em formato de cogumelo.

pólipo plano
Crescimento anormal sem protrusão ou com protrusão discreta acima do tecido circundante.

pólipo serrilhado séssil (SSP)
Crescimento excessivo de células com topo elevado e arredondado e padrão celular semelhante a uma serra. Também chamado de adenoma serrilhado séssil.

pólipo serrilhado séssil com displasia (SSP-d)
Crescimento excessivo de células com padrão de crescimento semelhante a uma serra e topo elevado e arredondado.

pólipo séssil
Crescimento excessivo de células que apresenta topo arredondado e base larga.

recidiva
O retorno do câncer após um período livre da doença.

reto
Órgão oco onde as fezes são mantidas até serem eliminadas pelo corpo.

retocolite ulcerativa
Doença que causa inchaço no cólon a longo prazo no cólon ou no reto.

retossigmoidoscopia flexível
Procedimento que examina a última parte do cólon com um aparelho introduzido no ânus.

SD-WLE
endoscopia de definição padrão com luz branca

sistema digestório
Conjunto de órgãos que transformam os alimentos em partes menores para o organismo usar como fonte de energia.

Síndrome de Lynch
Doença dentro das famílias que aumenta a predisposição a desenvolver câncer.

síndromes de polipose
Grupo de doenças dentro das famílias que geram vários pólipos colorretais.

teste de DNA nas fezes multialvo (mt-sDNA)
Exame laboratorial que busca marcadores genéticos do câncer colorretal nas fezes.

teste imunoquímico fecal (FIT)
Exame laboratorial que busca minúsculas quantidades de sangue nas fezes.

vaso linfático
Uma pequena estrutura em formato de tubo pela qual passa um fluido chamado linfa.

ânus
Abertura pela qual as fezes passam para serem eliminadas pelo corpo.

índice de massa corporal (IMC)
Uma medida da gordura corporal com base em altura e peso.

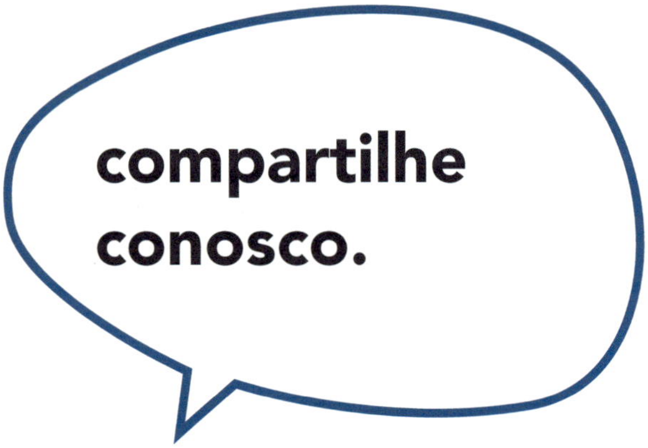

Responda nossa pesquisa
E ajude a tornar as NCCN Guidelines for Patients ainda melhores para todos!

NCCN.org/patients/comments

Colaboradores da NCCN

Este guia do paciente se baseia nas NCCN Clinical Practice Guidelines in Oncology (NCCN Guidelines®) for Colorectal Cancer Screening, versão 2.2021. Ele foi adaptado, revisado e publicado com a ajuda das seguintes pessoas:

Dorothy A. Shead, MS
Diretora Sênior, Operações de Informação do Paciente

Laura J. Hanisch, PsyD
Patient Information Program Manager

Susan Kidney
Especialista sênior em Design Gráfico

As NCCN Clinical Practice Guidelines in Oncology (NCCN Guidelines®) for Colorectal Cancer Screening 2.2021 foram desenvolvidas pelos seguintes membros do NCCN Panel:

Dawn Provenzale, MD, MS/Chair
Duke Cancer Institute

*Reid M. Ness, MD, MPH/Vice Chair
Vanderbilt-Ingram Cancer Center

Benjamin Abbadessa, MD
UC San Diego Moores Cancer Center

Christopher T. Chen, MD
Stanford Cancer Institute

Gregory Cooper, MD
Case Comprehensive Cancer Center/ University Hospitals Seidman Cancer Center and Cleveland Clinic Taussig Cancer Institute

Dayna S. Early, MD
Siteman Cancer Center at Barnes-Jewish Hospital and Washington University School of Medicine

*Mark Friedman, MD
Moffitt Cancer Center

Francis M. Giardiello, MD, MBA
The Sidney Kimmel Comprehensive Cancer Center at Johns Hopkins

Kathryn Glaser, MA, PhD
Roswell Park Comprehensive Cancer Center

Suryakanth Gurudu, MD
Mayo Clinic Cancer Center

Amy L. Halverson, MD
Robert H. Lurie Comprehensive Cancer Center of Northwestern University

Rachel Issaka, MD, MAS
Fred Hutchinson Cancer Center/ Seattle Cancer Care Alliance

Rishi Jain, MD, MS
Fox Chase Cancer Center

Priyanka Kanth, MD, MS
Huntsman Cancer Institute na University of Utah

Trilokesh Kidambi, MD
City of Hope National Medical Center

Audrey J. Lazenby, MD
Fred & Pamela Buffett Cancer Center

Xavier Llor, MD, PhD
Yale Cancer Center/ Smilow Cancer Hospital

Lillias Maguire, MD
University of Michigan Rogel Cancer Center

Arnold J. Markowitz, MD
Memorial Sloan Kettering Cancer Center

*Folasade P. May, MD, PhD, MPhil
UCLA Jonsson Comprehensive Cancer Center

Robert J. Mayer, MD
Dana-Farber/Brigham and Women's Cancer Center | Massachusetts General Hospital Cancer Center

Shivan Mehta, MD, MBA, MS
Abramson Cancer Center da University of Pennsylvania

Caitlin Murphy, PhD
UT Southwestern Simmons Comprehensive Cancer Center

Swati Patel, MD, MS
University of Colorado Cancer Center

*Shajan Peter, MD
O'Neal Comprehensive Cancer Center at UAB

*Laura Porter, MD
Defensoria do paciente

Peter P. Stanich, MD
The Ohio State University Comprehensive Cancer Center - James Cancer Hospital and Solove Research Institute

Jonathan Terdiman, MD
UCSF Helen Diller Family Comprehensive Cancer Center

Jennifer M. Weiss, MD, MS
University of Wisconsin Carbone Cancer Center

Equipe da NCCN

Mallory Campbell, PhD

* Revisaram este guia do paciente. Para divulgações, acesse NCCN.org/disclosures.

Centros de câncer da NCCN

Abramson Cancer Center
da University of Pennsylvania
Philadelphia, Pennsylvania
800.789.7366 • pennmedicine.org/cancer

Fred & Pamela Buffett Cancer Center
Omaha, Nebraska
402.559.5600 • unmc.edu/cancercenter

Case Comprehensive Cancer Center/
University Hospitals Seidman Cancer
Center e Cleveland Clinic Taussig Cancer
Institute
Cleveland, Ohio
800.641.2422 • UH Seidman Cancer Center
uhhospitals.org/services/cancer-services
866.223.8100 • CC Taussig Cancer Institute
my.clevelandclinic.org/departments/cancer
216.844.8797 • Case CCC
case.edu/cancer

City of Hope National Medical Center
Los Angeles, California
800.826.4673 • cityofhope.org

Dana-Farber/Brigham and
Women's Cancer Center | Massachusetts
General Hospital Cancer Center
Boston, Massachusetts
617.732.5500
youhaveus.org
617.726.5130
massgeneral.org/cancer-center

Duke Cancer Institute
Durham, North Carolina
888.275.3853 • dukecancerinstitute.org

Fox Chase Cancer Center
Philadelphia, Pennsylvania
888.369.2427 • foxchase.org

Huntsman Cancer Institute
na University of Utah
Salt Lake City, Utah
800.824.2073
huntsmancancer.org

Fred Hutchinson Cancer
Research Center/Seattle
Cancer Care Alliance
Seattle, Washington
206.606.7222 • seattlecca.org
206.667.5000 • fredhutch.org

The Sidney Kimmel Comprehensive
Cancer Center at Johns Hopkins
Baltimore, Maryland
410.955.8964
www.hopkinskimmelcancercenter.org

Robert H. Lurie Comprehensive Cancer
Center of Northwestern University
Chicago, Illinois
866.587.4322 • cancer.northwestern.edu

Mayo Clinic Cancer Center
Phoenix/Scottsdale, Arizona
Jacksonville, Florida
Rochester, Minnesota
480.301.8000 • Arizona
904.953.0853 • Florida
507.538.3270 • Minnesota
mayoclinic.org/cancercenter

Memorial Sloan Kettering
Cancer Center
New York, New York
800.525.2225 • mskcc.org

Moffitt Cancer Center
Tampa, Florida
888.663.3488 • moffitt.org

The Ohio State University
Comprehensive Cancer Center -
James Cancer Hospital and
Solove Research Institute
Columbus, Ohio
800.293.5066 • cancer.osu.edu

O'Neal Comprehensive
Cancer Center at UAB
Birmingham, Alabama
800.822.0933 • uab.edu/onealcancercenter

Roswell Park Comprehensive
Cancer Center
Buffalo, New York
877.275.7724 • roswellpark.org

Siteman Cancer Center at Barnes-Jewish
Hospital and Washington
University School of Medicine
St. Louis, Missouri
800.600.3606 • siteman.wustl.edu

St. Jude Children's Research Hospital/
The University of Tennessee
Health Science Center
Memphis, Tennessee
866.278.5833 • stjude.org
901.448.5500 • uthsc.edu

Stanford Cancer Institute
Stanford, California
877.668.7535 • cancer.stanford.edu

UC Davis
Comprehensive Cancer Center
Sacramento, Califórnia
916.734.5959 • 800.770.9261
health.ucdavis.edu/cancer

UC San Diego Moores Cancer Center
La Jolla, California
858.822.6100 • cancer.ucsd.edu

UCLA Jonsson
Comprehensive Cancer Center
Los Angeles, California
310.825.5268 • cancer.ucla.edu

UCSF Helen Diller Family Comprehensive
Cancer Center
San Francisco, California
800.689.8273 • cancer.ucsf.edu

University of Colorado Cancer Center
Aurora, Colorado
720.848.0300 • coloradocancercenter.org

University of Michigan
Rogel Cancer Center
Ann Arbor, Michigan
800.865.1125 • rogelcancercenter.org

The University of Texas
MD Anderson Cancer Center
Houston, Texas
844.269.5922 • mdanderson.org

University of Wisconsin
Carbone Cancer Center
Madison, Wisconsin
608.265.1700 • uwhealth.org/cancer

UT Southwestern Simmons
Comprehensive Cancer Center
Dallas, Texas
214.648.3111 • utsouthwestern.edu/simmons

Vanderbilt-Ingram Cancer Center
Nashville, Tennessee
877.936.8422 • vicc.org

Yale Cancer Center/
Smilow Cancer Hospital
New Haven, Connecticut
855.4.SMILOW • yalecancercenter.org

Observações

Índice

Made in the USA
Monee, IL
05 November 2026

67380132R00029